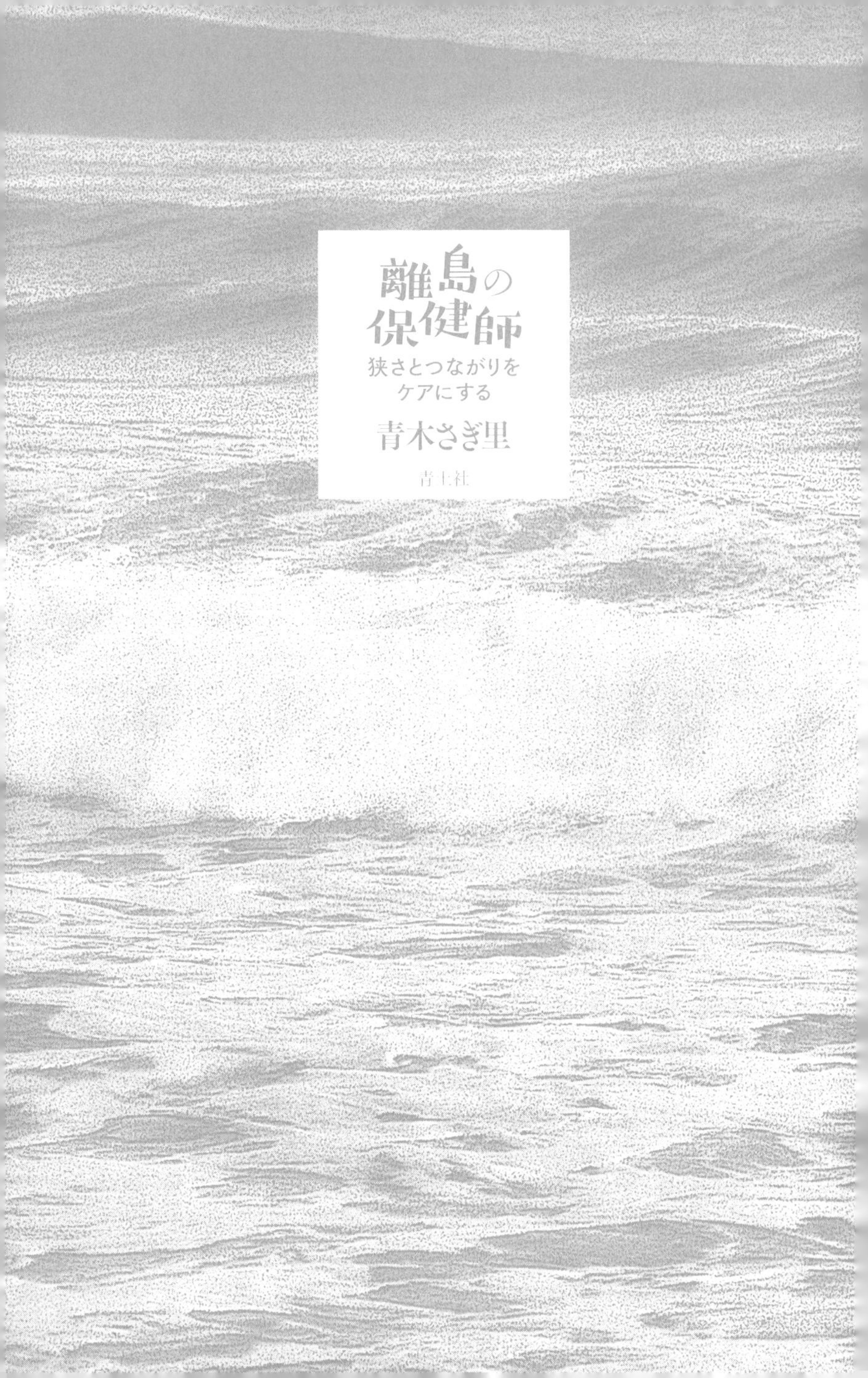

離島の保健師

狭さとつながりを
ケアにする

青木さぎ里

青土社

離島の保健師

狭さと
つながりを
ケアにする

目次

離島の保健師——狭さとつながりをケアにする

序章　小規模離島の新任期保健師

私には夢があります。

離島で働く保健師が生き生きと仕事をして、島で暮らす人々の健康を実現することです。

私は小さな島で保健師として七年間働いていました。

人口二〇〇人足らずの島。島民は皆口々に「二〇〇人で一つの家族だから」と言って暮らしていました。一緒に泣いたり笑ったり、何かあったら協力して、という美しい側面もあるけれど、思いっきり口論して二度と顔も見たくないと思っても毎日顔を合わせなきゃいけない、どんな人でも見捨てることはできず一緒に生きていかなくちゃいけない、そういう生々しい側面も、もちろん含めての家族です。

本土から遠く離れた小さな島では、誰が何をすることで自分の生活が成り立っているのかがよくわかります。蛇口から出てくる水は島の誰が何をしていることで安全にいつでも飲めるのか、出したごみは誰がどうしているのか、商店で手に取る品物は誰がどうすることでここまで届いたのか、どの生活場面を切り取っても、関わっている島民の顔が浮かびます。消防署のない島で火事が起きた時には誰がどうするのか、福祉サービスの乏しい島で介護が必要な者を誰がどう支えているのか、娯楽施設もない島で何を楽しみに生活しているのか。海に囲まれた限られた空間で生きていくためには、お金で解決できることは限られていて、島民同士で支え合う以外に方法はないと言ってよいと思います。島で独特の文化や風習、島民同士の無償の支え合い精神やネットワークが発達しているのも、島の長い歴史の中で島民が培ってきた、生きる術なのだと思います。

そのような離島で働く保健師の活動は魅力に満ち溢れています。住んでいる人も少なければ、日用品も社会資源も、施設も専門職も交通機関も何もかも限られた世界で、大げさに言えば、人と人とのつながりしかない。その人と人とのつながりを大切にして、島にないものはないと覚悟を決めて、工夫しながら健康の実現に向かって取り組んでいます。

一方で、離島では就職しても一、二年あるいはもっと短期間で辞めてしまう保健師は後を絶ちません。私がいた周辺の離島では保健師全体の約七割を保健師経験五年未満の新任期保健師が占めていました。島民の健康に責任を持つ保健師が短期間で替わり、島にいるのはいつも新任期保健師になってしまう、島民が熟達した保健師からの支援を受けられないことは、島民の健康を実現するにあたり大きな課題だと私は考えています。

離島で働くことを希望して着任したのに短期間で去ってしまうのは何故なのでしょうか。私が島で保健師として働いたなかで、密かに一人悩んで試行錯誤していたことと関係があるかもしれません。それは、離島で一人の生活者として暮らしながら、生活者としては仲間である島民に対して、いかに保健師として看護をするかということでした。

ライフワークバランスという言葉も久しいですが、現代は仕事と生活は分けられるものという価値観が一般的です。都会で保健師をしていても職場を離れれば、保健師でない「私」になれます。街を歩いていても「あの人保健師だ」と指さされたりはしません。「私」が何を買っても、誰とどう付き合っても自由ですし、とやかく言われません。まして保健師活動に影響はありません。

狭い島では島民は皆、顔見知り。当然「私」が保健師であることは誰でも知っている。保健師じゃない私と、保健師である私を両立できるのか。保健師の看板を下ろして、プライベートを楽しむことはいけないのか。プライベートを追求しつつ、同時に保健師としてちゃんとした看護もできるのか。

日本にはいろいろな離島がありますが、特にこのような悩みを抱えるのは、人口規模が小さくて狭い、人間関係が濃密な島なのではないかと思っています。さらに、交通条件が厳しく島外から通勤するという選択肢はない、つまり、離島内に居住しなければならない離島の保健師では、深刻になると思います。

それにしても、新任期保健師が短期間で辞めてしまうのは何故なのでしょうか。よいサポートがあれば辞めずに働き続けられ、熟達していけるように思います。どのようなサポートがあればいいのかを考えたくて、小規模離島で働く保健師にインタビューを始めました。

自治体では保健師の現任教育を行うことになっています。実施する現任教育はどのようなものが良いのでしょうか。他のいわゆる「普通」の自治体と一緒の教育内容や方法でよいのでしょうか。離島には離島ならではの悩みもあるのですから、離島に合った現任教育プログラムや方法を考える必要があるのではと思います。そのためには、まず離島で働く新任期保健師がどのような経験をしていて、保健師としての成長にどのように結びついているか、実態を知る必要がありま す。

本書では、離島の中でも人口数百人から三〇〇〇人未満の小規模離島で働く市町村保健師のうち、離島内に居住している新任期の保健師さん三名の語りを紹介しています。三名とも、離島着任前に保健師経験はなく、保健師として働くのは今いる島が初めてという方々でした。

三名の保健師の語りは、現に離島で働いている保健師には多少なりとも共感をもって読んでいただけるのではないかと思います。離島保健師を支援する立場にある方々には支援の参考に、離島保健師になりたいと思っている方々にはエールになるかもしれません。

保健師というものはそもそも地域特性に合わせて活動をするものなので、保健師の基本がわかっていればどこの地域でも素敵な保健師活動ができるとは思います。けれども「離島」というきわめて特殊だと思われる場所に、自ら身を置く覚悟を決めてケアを実践し続けるという点で、特殊な看護と言えるのではないでしょうか。

離島のように狭くて小さな世界には、限られた資源しかありません。現在の都会のように制度やサービスが細分化され、必要な資源を組み合わせてニーズを満たそうとする世界とは異なります。離島の保健師は、社会資源や専門職の枠にとらわれず、それぞれの持つ力や可能性を引き出し、ケアを紡ぎ出していきます。

超高齢社会に入り在宅ケア・地域ケアがますます加速するなかで、支える資源にいつか限界が訪れるときがきます。限られた資源で総合的なケアを行わなければならない未来のあらゆるケアラーにも、一見きわめて特殊に思える「離島の保健師」のケアが役に立つかもしれません。

日本は六八五二島の島々からなります。そのうち、人が暮らしているのは、本土と呼ばれる五島（北海道・本州・四国・九州・沖縄本島）と、それ以外の有人離島四一八島です（平成二二年度国勢調査より）。本書では、有人離島のことを離島と呼ぶことにします。

離島は一つとして同じものはありませんし、保健師活動も人によりけりのところはありますが、離島の保健師活動の特徴を捉えるには、行政区域と離島との関係や、自治体の人口、保健師としての経験期間、保健師が島内に居住しているか否かに着目するとよいのではと考えています。

行政区域と離島との関係は、全域離島と一部離島に分ける分類があります。市町村の行政区域のうち、全域または大部分が離島振興法等に基づく指定地域に指定されていれば「全域離島」、一部であれば「一部離島」となります。全国に離島を有する市町村は三〇都道府県七四市・四四町・二四村の計一四二市町村であり、全域離島は五五市町村、一部離島は七四市町村となっています。[*1] 近年の市町村合併では、離島自治体が近隣の離島以外の自治体に編入合併する一部離島化が進みました。離島は生活基盤の低下などの問題があり、それに対応するべく行政への期待は非常に高いのですが、一部離島では、本土側地域や他の行政需要とのバランスから離島に特別の施策を施すことに限界がある、役所が島内から本土に移り、島内には出張所機能しかなくなるなど、行政が一丸となって離島が抱える問題や離島の特性に対応できる体制でなくなることが心配されています。[*2*3] このような背景から、離島を有する自治体では、離島という地域の特異性や離島がゆえに抱える問題に行政として対応できる職員の育成が課題ともなっています。[*3]

自治体の人口規模に応じて、保健師数も異なります。一つの自治体が対応すべき業務の種類は、

新任期保健師さんの概要

研究参加者		ミキさん	タツヤさん	マリさん
離島の種別／区分 ※離島統計年報（日本離島センター）による類型		孤立小型離島 （外海で航路1時間以上、人口5000人未満の島）	群島主島型離島 （本土の中心的な都市から航路1時間以上、群島の中心的な島）	群島主島型離島 （本土の中心的な都市から航路1時間以上、群島の中心的な島）
町村人口		1000人未満	3000人未満	3000人未満
町村保健師数		1名	3名	3名
年代		30代	30代	20代
インタビュー時点の保健師経験年数	1回目	1年4ヶ月	2年9ヶ月	1年11ヶ月
	2回目	1年10ヶ月	3年6ヶ月	2年7ヶ月
	3回目	2年3ヶ月	3年9ヶ月	2年10ヶ月
離島着任前の就業経験		看護師8年	看護職以外で約10年、看護師1年半	看護師1年半

人口にかかわらず同じであるため、小規模自治体では一人の保健師が対応しなくてはならない業務の種類が多くなります。

保健師の人材育成に関しては、経験期間に応じて、新任期、中堅期、管理期に分け、現任教育が行われていま す。新任期は五年以下とすることが多いです。[*4] 人口規模の大きい自治体では体系的な現任教育がなされていますが、小規模自治体では人材育成にまで手が回らないことが少なくありません。

本書に登場する保健師さんの語りは、筆者がそれぞれの島に一年間に三回訪問し、インタビューを通してお話しいただいたものです。第一章から第三章で保健師さんの語りをお一人ずつご紹介します。

インタビューでは、保健師としての看護実践能力の向上につながったと思う出来事のうち、最近もっとも気にかかった出来事を取り上げてもらい、状況の詳細、その状況での感情、考えたことを語ってもらいました。二回目以降のインタビューでは、前回までの語りの続きを話すような依頼はせずに、一回目と同じ依頼をして自由に語ってもらいました。

分析ではまず、保健師さんにとって気にかかる現象は何か、それに伴いどのような感情が派生したか、また、気にかかる現象と感情によりもたらされた内面的変化や看護実践の変化、また、それらに影響した他者との関わりや周囲の状況などに着目しながら語りを注意深く読みました。

各章では、語りの発端となっている【気にかかる現象と感情】ごとに、どのような経験が関連してもたらされたかを整理しています。複数回のインタビューに渡って同一の「気にかかる現象と感情」が語られていた場合は、インタビューの回で区切り、経時的に整理しています。

インタビュー内容は、ゴシック体で示しています。インタビューの回は、語りの末尾に「 」で示しました。本文中で語りを引用する場合は「 」で示しています。インタビュー内の（ ）は、語りの抜粋部分からだけでは意味がわかり難いことについて筆者が補足した内容となっています。保健師さんへのインタビューの時期などについては右の表をご参照ください。

それでは、ようこそ「離島の保健師」の世界へ。

＊1　公益財団法人日本離島センター（二〇一三）『離島統計年報』CD-ROM版二〇一三
＊2　小谷良子、長嶋俊介、野田文子（二〇〇五）「波照間島における地域福祉環境システムの構築と地域振興——島民の生活と相互扶助に関する調査分析」『島嶼研究』第五号、一二三—一四五頁
＊3　長嶋俊介、伴馬一昭、安達浩昭（二〇〇六）「島嶼における通信環境の条件不利性——行政・情報過疎相乗効果の克服」『島嶼研究』第六号、八三—一二八頁
＊4　厚生労働省（二〇〇四）「新任時期における地域保健従事者の現任教育に関する検討会報告書」

第一章　保健師が島民に分け入るとき

ミキさんは、島外出身者で家族（夫、子ども）と共にA村に赴任した。A村は人口一〇〇〇人未満の孤立小型離島である。インタビューは着任後一年四ヶ月目、一年一〇ヶ月目、二年三ヶ月目に、合計三回行った。

ミキさんが語った看護実践能力の向上につながったと思う出来事において、語りの発端となった「気にかかる現象と感情」は以下の六つであった。

（1）住民間の力関係や軋轢が見えない中で働きかけて、もし失敗したら何を言われるか分からないという恐れ。

（2）自分の一住民としての言動や生活が住民にはっきり見えてしまう辛さ。

（3）住民は島外から来る専門職を信頼して相談するが、島外から来る専門職はただ話を聞いて持ち帰るだけで何かをしてくれるわけではない。

（4）住民にアプローチするための地域内のネットワークを捉える難しさ。

（5）自分の本当の気持ちを言っても安全な場所や相手はいない。
（6）噂話を聞くと先入観を持ってしまい、支援しにくい。

（1）【住民間の力関係や軋轢が見えない中で働きかけて、もし失敗したら何を言われるか分からないという恐れ】を発端とする経験

A村は一島一村で、村内にある保健福祉医療関連機関には、公立診療所が一箇所（医師一名、看護師一名が常駐）と社会福祉協議会がある。診療所には入院はできない。社会福祉協議会ではデイサービス（週五回）を実施しているが、これ以外に島内で利用できる介護保険サービスはない。そのため、介護はデイサービスを利用する以外は全て家族が担うことになるが、難しい場合は島外の入所施設を利用することが多い。A村は、夏季はフェリーと高速船があり一日二便就航するが、冬季はフェリーのみで一日一便しかない。島内には駐在所一箇所、郵便局一箇所、小・中学校一校、日用品を扱う商店が二軒、飲食店が二軒以外に、目立つ資源はない。

ミキさんは、「気にかかるケース」としてある事例aを中心に語る。事例aは、高齢で軽度の認知症の両親と、知的障害を持つきょうだい（次男、長女）が支援の対象で母屋に住んでいる。敷地内には長男夫婦も住んでおり、旅館を営んでいる。高齢の母親と次男は島内でデイサービスを週五日利用し、次男と長女は村が月二回実施しているデイケアを利用していた。インタビュー時点では母親が島外へ入院したことがきっかけで次男は精神的に不安定になり、デイサービスや

デイケアには通えなくなっていた。長女は家事や身の回りのことはできるが、親や次男の介護や看病までは難しい状況であった。長男と長女は仲が良くなく、長男夫婦はこれまでは母屋にいる家族の世話はしていなかった。ミキさんは、母親の入院をきっかけに次男の精神状態が不安定になったため、長男夫婦にも母屋にいる家族のことを気にかけてもらえるよう声をかけるようにした。しかし、長男からの反応は曖昧で、ミキさんは困難を感じていた。

事例aについての説明の後に、気にかかる現象とそのときの感情が語られた。

ここ凄く重たい人たちが集まっている中で、一番サポートしなきゃいけないのは長男。だけど、まあ、宿の経営も有ったりして、なかなか全部をサポートするっていうのは難しいし、そこの家族間の深い溝って言うのも、全て自分が分かっている訳ではないんですけれど、なかなか全部、こう、協力しない、してくれない。言っても、なんかこう「はあ」みたいな感じで、何か少し避けられているのかなって言う思いも、まあ、私だけじゃなくて診療所のドクターとかもあったりして。そういう中でこう、自分自身も動かなきゃいけないんだけど、んーと、なかなかそこの家族とのやり取りに少し距離があったりとか、自分もその距離を縮められない原因としては、自分も地域にいるから、なんか、あんまり下手に入りすぎると、あのー、言われる恐怖、恐怖っていうかなんだろう、恐怖ではないんだけど、こう、うーん、その地区に住んでいる以上、こうなんだろう、見えないパワーバランスみたいな、議員、議員さんだし、そこの宿を経営されている方が。で、まあ、議員さんって言うのもあるし、まあ、村の中としてはやっぱり、権力者と言うか、まあ少し力がある方だと思うので、ここら辺がなんというか、うーん、

［1］　なかなかこうスムーズに入れない所で。

ミキさんは、母屋に住んでいる家族を「一番サポートしな」ければならないのは「長男」であると考え、長男に働きかけるが、長男からは「はあ」という曖昧な反応しかない。ミキさんは長男から「少し避けられている」ようで、やり取りに「少し距離」があると語る。ミキさんは、長男との間に感じる、その「少し」の「距離」を、自分から「縮め」ることができない。縮められない原因についてミキさんは「自分も地域に（住んで）いる」ため「下手に入りすぎると（中略）言われる恐怖」があるからと語る。「恐怖」についてミキさんは「恐怖っていうかなんだろう、恐怖ではないんだけど、こう、うーん」と別の言葉に言い換えようとするが思いつけない。そして少し考えてから、「その地区に住んでいる以上」と前置きし、島に住んでいる人である限り影響を受ける「パワーバランス」が地域内にあると語る。ミキさんにとってその「パワーバランス」は見ようとしても見ることができない「見えないパワーバランス」である。長男は「議員」という立場で「力」があり、地域内の「パワーバランス」に影響力が大きい人物である。そのような人物にミキさんが「下手に」働きかけをしてしまうことは、その後どのような影響があるのか、誰から何を「言われる」のかミキさんには予想できない。ミキさんが「なかなかこうスムーズに入れない」と語るのは、保健師としての未熟な働きかけが「見えないパワーバランス」の中で危険やリスクに転ずるかもしれないことに対する恐れや警戒心があるからであり、そのためミキさんは長男との距離を縮めたくても働きかけをすることが出来ない。

以上から【住民間の力関係や軋轢が見えない中で働きかけて、もし失敗したら何を言われるか分からないという恐れ】が、ミキさんの気にかかる現象と感情である。

診療所医師を物差しにする

インタビュー時点で特に支援が必要だったのは次男である。母親の島外医療機関への入院に伴い不安定になった次男は食事や水分摂取のコントロールが出来なくなる。ミキさんは家庭訪問を通して次男を見守った。

自分の立場としてどう動けばいいのかなって言う、うーん、悩みは常に、ありますね。少し診療所にこう、お任せしてしまってというところもあるんですけれど。もっと自分としては、あのその宿を経営されている長男の夫婦とコミュニケーション取って、家族全体でどうしていったら良いのかって言う、あのまあ、支援を、支援をした方が良いのかなって思うんですけれど。なかなかそういうドクターにも、ドクターもこうその、長男にもう少し、食事とかこまめに見るようにしてくださいって言っても、「あ、はあ」みたいな感じで終わってしまう。〔1〕

ミキさんは長男からの曖昧な反応について、「何か少し避けられているのかなって言う思いも、まあ、私だけじゃなくて診療所のドクターとかもあったりして」や、診療所医師が長男に指導する際「ドクターにも（中略）『あ、はあ』みたいな感じで終わってしまう」など、長男の態度が自分だけでなく診療所医師にも同じであることを度々語る。ミキさんは「支援をした方が良いのかなって思うんですけれど。なかなか」と、自分が働きかけをしようとは考えているが実際には出来ていないことについて、医師に対しても長男が同じような態度をとっていることを引き合いに出す。住民の医師への態度を自分の活動の妥当性の判断基準にしているといえる。島に常駐する保健医療専門職はミキさん以外には診療所医師一名と看護師一名しかいない。ミキさんは自身の働きかけに対する対象者からの反応を評価する判断基準として、日頃から情報共有している身近な診療所医師に対する対象者の態度を一つの物差しにしている。

また「自分の立場としてどう動けばいいのか」や「もっと自分としては」のように、ミキさんは、医師とは区別して「自分」がすべきことは何かを問いかけていた。

このように、ミキさんは、自分の対象者への支援を評価できずにいるが、自分と同じように島内に居住する専門職の活動とその活動への住民の反応を物差しにすることで、自分の活動の妥当性を判断するという看護実践ができた。そして、医師とは違う〝保健師〟として、加えて住民の一人であることを踏まえた働きかけ方を、ミキさんは自問自答を通して模索し続けた。

見守る程度の支援

やはり保健師としては、何だろう、色んな人の話を聞いて訪問して、どうかなって（次男の）様子を伺うぐらいしかできなくて、いざという時には診療所のドクターが介入して治療を受けるっていう所になってしまって。自分の立場としてどう動けばいいのかなって言う、うーん、悩みは常に、ありますね。少し診療所にこう、お任せしてしまってというところもあるんですけれど。もっと自分としては（中略）支援をした方が良いのかなって思うんですけれど。（中略）あまり入ってこないでみたいな、何となくそういう感じを受けているので、何か入るに入れない苦しさ、って言うのが少し辛いなっていうふうに感じています。［1］

家族をまとめてあげなきゃいけないけど、うーん、私もちょっと分からないみたいな。誰に投げかけて良いのか。もしかしたら、その、宿を経営されているお兄さんが、まあ、中の人には知ら、余り関わって欲しくないと言う思いもあるのかもしれないのかなとは思うんですけど。［1］

（次男が）家にいる時は、なるべく伺うようにして、まあ安否確認じゃないけど、大丈夫かなって思ってちょっと見るだけなんですけど。あんまりしつこくしちゃうと、逆に（次男が）興奮しちゃったりもするので。［1］

なんかもっと自分としては（長男に）介入しなきゃいけないけど、なんか自分も躊躇しちゃってるし。あとま、拒否られたらいやだなと言う思いもあるし、その後の長い事を考えれば、ぱって介入し過ぎて拒否られたあとの事もあるので、ま自分としては、あの、なんだろうな、遠くからこう見守る形にはなってしまっているんですけど。うん。［1］

ミキさんは、家庭訪問を通して次男の体調悪化予防の見守りの支援を行う。ミキさんとしては

「どうしていったら良いのか」を家族全体でコミュニケーションをとって考えたいと思っているが、長男からは「あまり入ってこないで」と避けられているように感じ、働きかけることが出来ない。ミキさんは次男に家庭訪問をするが「様子を伺うぐらいしかできない」と、自分が限定的にしか動けていないと語る。そして、自分が見守っていたにもかかわらず、次男の体調が悪化し「ドクターが介入して治療を受ける」事態にもなった。こういった状況から、ミキさんには、保健師として自分が「どう動けばいいのか」という「入るに入れない苦しさ」があった。

家族をまとめるにあたって、ミキさんは誰かに協力を求めることを検討する。「誰に投げかけて」とは、この家族をまとめるために、島内の誰かに協力が得られるよう相談することを示す。実際には、ミキさんは長男には「中の人には（中略）余り関わって欲しくないと言う思いもあるのかもしれない」と考え、島内者に相談せず、事情を知られることがないよう配慮する。また、次男に対しては「家にいる時は、なるべく伺うようにして、安否確認じゃないけど、大丈夫かなって思ってちょっと見る」。このとき、次男を刺激しすぎないように「あんまりしつこく」しないようにしている。このように、ミキさんは「どう動けばいいのか」と悩みながらも、対象となる長男と次男に対して見守る程度の支援を継続する。

ここでもミキさんは「保健師としては」「自分の立場として」「なんかもっと自分としては」など、保健師としての立場からや島内に居住する者としての立場から何をすべきかを問いかけている。

このように、事例aへの支援は進展していないが、何か起こっても島内診療所が受け皿になってくれるという状況がミキさんには安心材料となり、対象者への働きかけ方を自問自答しつつ、家庭訪問を通した対象者の見守り、キーパーソンの反応の観察など、対象者を見守る程度の支援を継続するという看護実践ができていた。

本音を言ってくれるのを期待する

ドクターもこうその、長男にもう少し、食事とかこまめに見るようにしてくださいって言っても、「あ、はあ」みたいな感じで終わってしまうし、あの、逆にどうしたら良いのか、大変なんだって、こうなんだろう、そのお兄さんが投げてくれれば、もっとあのこっちからもこうしましょうかと言えるけど、あまり入ってこないでみたいな、何となくそういう感じを受けているので、何か入るに入れない苦しさ、って言うのが少し辛いなっていうふうに感じています。［1］

このご家族に対しては、ま、いずれ母屋に住んでいるおじいちゃんおばあちゃん、高齢なので、ま、いずれその、施設とか、必要になってくると思うんですけど、そうなった場合に、また残された知的障害のきょうだいの動きも変わる訳じゃないですか。お母さんお父さんが居なければ、まあその、そのお兄さん（次男を指す）なんかは付いて行きたいとか、興奮したりとか。だからそこで又動きが変わるから、うーん何だろうな。（間）私もちょっとゴールが見えないと言うのが正直な所なんですけど。ま、理想として言うならば、まあお兄さん（長男を指す）がもうちょっとあの、親身になってくれればなって。ま親身に十分なってるんだと思ってはいるんですけど。あのー（間）、うーん、そうですね、どうしたら良い？って、逆に、あのもう少し診療所とか、ま、私とか、に、少し気持ちを出して欲しいって。その為には自分がもっと関わって行かなきゃいけないですけど。その話し合いができるスタートラインに立てれば良いかなっと思って、まず。そしたらいくらでも動けるから、その後は。　［1］

ミキさんや診療所医師は長男に対して次男の世話をしてもらうよう働きかけるが、長男は〝できる〟とも〝できない〟とも答えず、「あ、はあ」というような曖昧な態度しか見せない。ミキさんは前述したとおり、長男に対して一歩踏み込めない。つまり「どうしたら良いのか、大変なんだ」など長男からの明確な意思表示がない状態では、これ以上長男に働きかけることが出来ない。このためミキさんは長男に対して「入るに入れない苦しさ」や「辛さ」を感じている。

そういった状況で、ミキさんは「介入しなきゃいけない」と思っている。ミキさんがこのように考える背景には「いずれその、施設とか、必要になってくると思うんですけど」「そのお兄さん（次男を指す）なんかは付いて行きたいとか、興奮したりとか」と語るように、A村には入院や入所できる施設はなく、また訪問介護サービスもないため、家族が介護できない場合は島を離れ島外の入所施設を利用することになるからである。だからこそ、ミキさんは「家族全体でどうしていったら良いのか」を考えていけるようにしたいのである。

しかしミキさんは「躊躇」してしまう。その理由として、ミキさんは「ぱって介入し過ぎて拒否られたあとの」「その後の長い事」について語る。「その後の長い事」は何を示しているのかはこの部分からは明確ではないが、「ぱって介入し過ぎて拒否られたあとの事」を気にするがあまり、「遠くからこう見守る形」になってしまっている。

ミキさんはこの家族への支援について「私もちょっとゴールが見えない」と、目指したい目標が描けていないことを語る。そして、ミキさんは少しの間考えてから「どうしたら良い？って」と言いよどんでから、「逆に、あのもう少し診療所とか、ま、私とか、に、少し気持ちを出して欲しい」と、長男への気持ちを語る。この内容は、「逆にどうしたら良いのか、大変なんだって、こうなんだろう、そのお兄さんが投げてくれれば」とほとんど同じ内容である。ミキさんは、もし長男が「気持ち」を「少し」でもよいから出してくれれば「話し合いができるスタートラインに立て」ると語る。ミキさんは対象者との距離を縮めるきっかけとして、対象者のほうから本音を表出してくれるのを期待している。

このように、島内に在宅介護サービスが不足し、入院可能な医療機関もなく、介護度や医療依存度が上がると島を離れるか家族が全て世話をしなければならない状況であるため、ミキさんは早めに家族と支援の方向性を考えたいと考える。しかし、実際には、キーパーソンからは避けられていて自分からキーパーソンの本音を聞けないために、住民のほうから本音を表出してくれるのを期待するようになった。

家族間の深い溝

インタビューの冒頭でミキさんは、長男に働きかけるにあたり家族間の深い溝について触れていた。その後、長男を取り巻く背景について語る場面があった。

キーパーソンであろうお兄さん（長男）との関係も、その、知的障害のきょうだいはそりが合わない、やっぱり色々言われちゃうから。だからまあ、違う所に逃げちゃう。で、こっちでお兄さんの悪口を色々言って、そういうのもお兄さんが知っているから、こう何だろうな、本当は色々やんなきゃいけないけど、やったらやった、言ったら言ったで、あの外で、お兄さんにこういわれた、やられた、暴力振るわれた、とかしてもいない事言ったりしちゃうから、多分お兄さんも、なかなかこっちのきょうだいにこう介入できない辛さもあるんだろうなとは思っているんですけれど。そこはお兄さんと喋ってもいないので分からない所ではあるんですけど。［1］

そのお兄さん（長男）の奥さんもやっぱり、すごく良い方なんですけど、色々その知的障害のある今話題になった方（長女）に攻撃されちゃう。だから下手に手が出せない辛さも有って。お姉さん（長男の妻）に暴力振るわれたとか平気で言っちゃうんですよ。それが事実なのかどうかは分からないんですけど、私も。うん、だから、そのお嫁さんも、お兄さんのお嫁さんも、なかなか手を出しにくい所があるんだろうなとは思うんですけど。と、お姉さん（長女）が弟（次男）に吹き込んじゃうから、お兄さんからこう言われたとか、お嫁さんに苛められたとか、言っちゃうと知的障害のお兄さん（次男）も、お兄さん（長男）夫婦に対してすごく拒否感があって。うん、だからうまくその、ね、サポートできない辛さっていうのがあるんだろうなとは思うんで。ま誰か第三者が入って、まあ、こっちの、ね、残された四人を、やってあげれば良いのかなと思うんですけど。村の人から見れば、まあ、何でお兄さん（長男）はこっちの面倒見ないんだって言う人も居るし。お兄さん（長男）としてはやりたいけどやれない辛さもあるのかもしれない。そこの本心はちゃんと聞けてないから、自分もどこまで介入したら良いのかって言う戸惑いがある。［1］

だから、お兄さん（長男）にそのもっと本音を語ってもらって、あの、もっと自分ができることがあれば介入しちゃおうかなとは思うんですけど。［1］

ミキさんは長男やその家族に関する情報を、島外から来る非常勤保健師や精神科医師から話を聞くことで得ている。それは、詳しくは後項で述べるが、長男は「島外の」専門職のことは信頼し「いろいろ相談」［1］しているためである。そして、ミキさんは「キーパーソンであろうお兄さんとの関係も……」と、これまでに得た情報から長男の立場について推測したあと、「そこはお兄さんと喋ってもいないので分からない所ではあるんですけど」と付け加える。別の箇所でも「お兄さんとしては……」と立場を推測した後に「そこの本心はちゃんと聞けてないから」と付け加えているように、ミキさんは第三者から得られた情報に基づき推測したことが正しいのか確認することができないことを気にかけている。

また、ミキさんは長男や長男の妻も同じように家族の支援はしたくても出来ない状況にあるのではないかと語る。ミキさんは長男と長男の妻に対する、地域住民の意見を耳にすることで、家族間の関係性からの辛さだけでなく、介護サービスが乏しい背景から〝家族が面倒を見なければならない〟という地域の価値観があることを知り、それによって長男夫婦は周囲から責められる状況にあり、周囲に本音を言えず、辛い立場に置かれていることを慮る。

このように、ミキさんは、介護サービスが乏しい背景から〝家族が面倒を見なければならない〟という価値観が島にはあることや、対象者がおかれている状況について住民や島外から来る専門職から耳にすることをきっかけに、対象者の置かれた辛い立場を慮るようになる。しかし、あくまで第三者から聞いた情報であり、対象者本人から直接得られた情報ではなく正確なことが分からないことが気にかかり、看護実践としては、把握した情報から推測してもそれが妥当なのか本人に確認すらできない状態に留まっている。

ちょっとした立ち話から

ミキさん：なんかやっぱり一年目は、何かこの複雑な人間関係とか、やっぱり色んなトコからの話とか聞くと、自分もどうしていいかわかんない混乱さ、混乱と、あと、こうしたいなって言う葛藤がぶつかって、あの、ちょっとしたパニックじゃないけど、うん、やりたいけどどうしたらいいのか分からない、自分自身もちょっと混乱しちゃって、いましたね。でも、今はあのまあ、お姉さん（長女）とかと少し信頼関係が出来たり、あとちょっとそのお兄さんのお嫁さんとも、あの、土日、あの少し、まあえっとその知的障害のお兄さんの様子を見に行っても良いですかっていう風に、自分からもちょっとあの情報網の強化を、向こうにも取らないといけないいなとは思って。ま、そんな時にねえ、少しちょっとした立ち話だけど、どうしたら良いんでしょうかねって言う投げかけをもらえた時には、ちょっとなんか嬉しいな、と言う。本当にあのちょっとした一言二言の交わしだったたんですけど。あ、少しは受け入れてもらえたじゃないけど、うん、かな。（涙）。ちょっと涙が（笑）。

筆者：うん、そうですね。

ミキさん：（涙を浮かべながら）自分でもどうして良いのか、困難さ、（間）と、保健師としてどうあるべきかと言うことで、こう（涙）、すみません。（涙）（長めの間）でも何かやっぱり、何をするにも、こう信頼関係やっぱり作っていってからじゃないと、こういう所では動けない。下手に動いちゃうと、こう出る杭うたれるじゃないけど、言われるのも嫌だし、辛いけどちょっとじっと様子を、伺うのも手かなとは、思ってます。（長めの間）去年、一年目の時に、〇〇島（隣島）の保健師さん（保健所保健師）が、「一年間は何もしなくていい」って言われたんですよ。「じっと、辛いけど耐えて、あの、様子を見る、今までやって来た事だけを、やれば良い」って言われたんですね。最初なんか、なんか何だろうって思ったんですけど、その意味が分かって。［1］

ミキさんは長男の妻と「ちょっとした立ち話」をすることができる。たった「一言二言」を交わしただけであったが、「どうしたら良いんでしょうかね」と「投げかけをもら」うことができ、ミキさんは「少しは受け入れてもらえた」と語る。ミキさんは「自分でもどうして良いのか、困難さと、保健師としてどうあるべきかと言うことで」と困難を感じていた中で保健師として考えていたことを話そうとするが、途中から涙で語れなくなる。筆者が相槌を打ち待つと、ミキさんは「何をするにも（中略）信頼関係（を）やっぱり作っていってからじゃないと、こういう所では動けない」と語る。続けて、「下手に動いちゃうと（中略）出る杭うたれるじゃないけど、言われるのも嫌だし、辛いけどちょっとじっと様子を伺うのも手」と語る。

ミキさんは、【住民間の力関係や軋轢が見えない中で働きかけて、もし失敗したら何を言われるか分からないという恐れ】を感じていた。そして、保健師からの働きかけに反応を示さない長男に対して、保健師として自分はどう動けばいいのか悩みながら、支援の対象となる長男や次男を刺激しない程度の支援を継続する。そして対象者の置かれた辛い立場を慮りつつも、介入の糸口として対象者から本音が表出されるのを期待する。そのような状況が続いたときに、長男の妻から直接本音を投げかけてもらえたことで、少し受け入れられたと感じ嬉しく思う。

ミキさんは〝何をするにも信頼関係を作っていってからでないと、こういう所では動けない〟という信念について、その信念を持つようになったきっかけとなる出来事を続けて語った。

また、「下手に動いちゃうと（中略）出る杭うたれる」、「言われるのも嫌」と語るように、ミキさんはもし自分が出すぎた振る舞いをすれば非難されると思い、それを避けるために「辛いけどちょっとじっと様子を伺う」という方法をとってきた。

保健所は隣の島にあり、そこに二名の保健所保健師が常駐している。A村に保健所保健師が来るのは二ヶ月に一度であった。ミキさんは保健所保健師から「一年目は何もしなくていい」という言葉を一年目にもらった。A村では、ミキさんが着任する以前に保健師を採用したがすぐ辞めてしまい、その後しばらく常勤保健師はいなかった。そのため、非常勤保健師に月に数日程度来島してもらって保健師活動を行う体制をとっていた。ミキさんの着任後は、ミキさんの教育的支援の役割も兼ねることで非常勤保健師の体制は継続されている。保健師のマンパワーが増えたことは住民からも明らかに分かる状況で、保健所保健師から「今までやってきたことだけを、やればよい」「じっと、辛いけど耐えて（中略）様子を見る」というアドバイスを受けたことになる。ミキさんは「辛いけど」保健所保健師の言葉通りに、非常勤保健師が行ってきた保健師活動以外に新たには何もしないようにしてきた。その間、長男からは「避けられている」ように感じたため介入できない「葛藤」があった。そしてじっと様子を伺いながら、相手を刺激しすぎない支援を継続していた。

さらに続けてミキさんは「一年間は何もしなくていい」という言葉について、住民の視点からも振り返って語る。

この経験を支えているのは、〝何をするにも信頼関係を作っていってからでないと、こういう所では動けない〟というミキさんの信念があったからであった。住民から本音を直接投げかけてもらえる出来事があったことで、自分が信頼されてきたと評価することができた。それを機に、ミキさんは、保健所保健師からの着任後一年間の活動スタンスについての助言を受けていたことを想起する。それは、【住民間の力関係や軋轢が見えない中で働きかけて、もし失敗したら何を言われるか分からないという恐れ】に対し、これまで自分がとってきた「辛いけどちょっとじっと様子を伺う」という行動が間違っていなかったと思えたからである。

この保健師もどうせすぐ辞めちゃうだろう

へたに動いたら、あの、ホントに出る釘打たれちゃうじゃないけど、自分が未熟ななかで、あの、もどかしさはあったんですけど。やっぱり、一年居る。みんな住民の人はどんな人なんだろって見てるし、やっぱり、入れ替わりも早いから、期待はしたいけど、又すぐ出ちゃうんじゃないかって言う、住民の、その何だろう、ね、こういう長年の歴史を見てきて、そういう風に見ちゃうのはすごい悲しいことだけど、期待反面、どうせ、すぐ出るんだろうみたいな。それ悔しいなと思って、とりあえず一年は、うん、信頼関係を築くじゃないけど、うん、何もしないって言われちゃうと辛いけど、でもそれも手なんだ、実は（笑）って思いながら、ですね。［1］

私もやっぱり全然知らない外から来た人に、いきなりどうですか、やりましょうかとか言われたら、きっと自分自身もちょっと、うーん、素直に甘えたい部分もあるけど甘えられないなんかそういうもどかしさも、自分が島民だったら有るのかも知れないっていう風には、分かるので。うーん。そこそこ動いている（笑）、少しずつ実績を作りながら、ですね。［1］

ミキさんは「自分が未熟」であると自覚しているが、何も新しいことが出来ない「もどかしさ」もあった。A村では、診療所医師は一年で交代することになっており、看護師は役場職員となり異動することはないが、最近は三年程度で退職していくことが続いていた。非常勤保健師は一〇年ほど同じ人が来ているが、ミキさんの前に村の常勤保健師として着任した者は一年程度で離職している。そのようなA村の状況から、住民は島内専門職のことを「どんな人なんだろって見てる」ことや「期待はしたいけど、又すぐ出ちゃうんじゃないか」と思うようになってしまっている。また、「素直に甘えたい部分もあるけど甘えられない（中略）もどかしさ」が住民にはあることを理解する。そして「とりあえず一年は」様子を見ると決意し、「少しずつ実績を作りながら」「こそこそ動」くようにすることが、「信頼関係を築く」ことにつながると期待していた。

このように、〝この保健師もどうせすぐ辞めちゃうだろう〟と住民に思われていることや、ミキさん自身も住民として暮らす期間が長くなることで、島外からきた人にいきなり介入されることに抵抗があり甘えられないという気持ちを理解するようになり、少しずつ実績を作ることが信頼関係につながると考えられるようになったのである。

ここから二回目のインタビューに移る。ミキさんは一回目のインタビューと同じ気にかかる現象を自ら取り上げて語り始めた。二回目のインタビューは一回目のインタビューから六ヶ月後であった。

> 前回あのちょっと、知的障害者のご兄弟が居る話をしたと思うんですけれども、そこでのその、えーと、お兄さん夫婦とのこう信頼関係じゃないけど、やっぱ少し自分もこう構えてしまっているところがあるからって言う話をしたと思うんですけど。［2］

やはりこの診療所の先生も、こっちがどんなに心配してアプローチしても、まあ家族の方、そのお兄さん夫婦からの、なんだろうな、こう、反応の薄さっていうか、あんまり心配してないような態度とか、まあ、まあ、恩着せがましいんですけど、ありがとうも何もない、言われなきゃやってる方としては、こう、なんかこう（間）、これでいいのかなとは思っちゃうところも、あの、ドクターも私のほうもあったんですけど。［2］

この時点では事例aの気にかかる現象について、前回は「見えないパワーバランス」のなかで「下手に入りすぎると（中略）言われる恐怖」と表現していたが、二回目のインタビューでは「少し構えてしまって」と変化しており、気にかかる現象について「恐怖」という表現から「構える」という表現に変わった。一方、「診療所の先生も」「ドクターも私のほうもあった」と医師への住民の態度を物差しにして自分の支援が妥当であることを評価している点や相手の反応が薄く支援の評価がしにくいという点では変化していなかった。

「ちょっとお茶していかない？」

続けてミキさんは、長男の妻からお茶に誘われた出来事を語った。

やっぱり家族としてはもう長年の積み重ねだから、もうこれはこれで、もうこういう風に今までやってきたからしょうがないんだって言う、きっとそういう思いもあるし、いろんな第三者からはなかなかこう計り知れないような、その家族だからこその関係性っていうのもあると思うんですけど。そんな時に、こう訪問に行ったりとか、まあそのお母さんが、なんだろう、ちょっと介護が必要な手間がかかるようになった時にちょっと、私も出入りしてたんですけど、そんな時に、あの、丁度その、お兄さん夫婦のお嫁さん、とまあ敷地内で会って、「あ、ちょっと訪問して様子見に来ました」って言った時に、「ちょっとお茶していかない？」って、声掛けられて、で、あ、こんな事無かったから、「あじゃあ是非」と思って行って、そこで、他愛もない話から、「実はこっちも色々心配はしてるんだけど、こればっかりはどうにもいかないんだ」って言う、何か少し歩み寄れた。うん。なんかそれが嬉しかったのと、あのなんだろうな、まあこっちも気に掛けてますよとぐらいの距離感でいた方が、お互い良かったと言うか。あんまりね、どうですかどうですかって、がつがつ来られるのも、きっとその家族にとっては、もう、「ね、ずっとずっとこうだから」みたいな、そういう所もあるだろうし、あのうんと、そういう距離の取り方見守り方でよかったのかなってちょっと確信できた。そういうふうに声かけて、「いつも気にかけてくれてありがとう」って言ってもらえただけで、よかったなって。（涙目）（笑）　［2］

ミキさんは、事例aの家族背景について、「家族としてはもう長年の積み重ね」で「こういう風に今までやってきたからしょうがない」など「きっとそういう思いもある」という推測や、「その家族だからこその関係性」も「あると思う」というように、長年の積み重ねによりその家族ならではの関係性が形成され膠着し、長男夫婦は家族への積極的な支援を諦めているのだろうと推測している。一回目のインタビューでは、長男の妻から声をかけられ少し立ち話ができ本音の表出があったことは語られたが、本人から直接得られた情報はそれ以降無く、推測したことを確認出来ない状況が続いていたが、「(母親が)ちょっと介護が必要な手間がかかるようになった時にちょっと、私も出入りしてた」などと、次男だけでなく母親への訪問も実施するようになっている。一回目のインタビューでは、次男に対して刺激しない範囲で支援を継続していることが語られたが、二回目のインタビューでは、次男に加え、母親に介護が必要になり、その理由でも母屋に出入りする機会が増えたことが分かる。

ミキさんは「そんな時に」と前置きし、上記のような時期であったことを筆者に対して説明した上で、ミキさんは長男の妻から「ちょっとお茶していかない?」と「声掛けられて」長男宅にて話をすることになったことについて語り、「少し歩み寄れ」て「嬉しかった」と感情を表現する。ミキさんは「大変なんだなって。言葉の端々でね、思いましたね。(間)そのちょっと距離が縮まったという件が少し嬉しかった出来事」[2]と、長男の妻が直接自分に向けて発してくれた「言葉」があり、その「言葉の端々」から夫婦の置かれた状況を理解できたと語る。それにより、ミキさんは「ちょっと距離が縮まった」と感じ、それを嬉しいと思うのである。

一回目のインタビューでは敷地内での立ち話であったが、二回目は長男の自宅に上がってのお茶のお誘いである。ミキさんは「なんかちょっとお茶に誘ってもらったというのが、なんだろう、別に大した話をしたわけでもないけど、何か少し距離が縮まったっていうか」[2]と、お茶に誘われたことで、旅館を兼ねているとはいえ長男夫婦の生活空間に入れさせてもらえたことから、ミキさんは長男の妻から近づいてきてくれた、距離を縮めてくれたと感じることが出来たと語る。

さらに、長男の妻は他愛もない話をしてから、「実はこっちも色々心配はしてるんだけど、これぱっかりはどうにもいかないんだ」「ずっとずっとこうだから」と話す。この言葉から、この家族は長年の積み重ねで関係性が膠着していること、そして、支援を諦めていることを理解する。これらはミキさんがお茶に誘われる前から推測していたことと一致し、ミキさんには、家族の関係性についての自分の推測が正しかったことが分かる。「これぱっかりはどうにもいかないんだ」や「ずっとずっとこうだから」という言葉は、家族の関係性を伝える言葉であると同時に、介入を牽制する言葉としても受け取れる。そこからミキさんは「どうですかどうですか」と「がつがつ」支援する方法はこの家族に適してはいなかったこと、そして「まあこっちも気に掛けてますよぐらいの距離感でいた」ことが「良かった」と、自分が行ってきた支援の程度を「距離」で表現する。ミキさんは、自分が取ってきたこれまでの支援を思い起こし、自身の活動方法を評価する。ミキさんは、して「そういう距離の取り方見守り方でよかったのかなってちょっと確信できた」と語る。

このように、ミキさんには、自分のこれまでの距離感のとり方や見守り方で良かったという確信から、新たな信念が生まれた。そのきっかけはキーパーソンの妻から自宅に呼ばれるという、住民から入ることを許された空間の変化があったからである。住民が保健師に入ることを許した物理的空間の変化から、住民が抱く保健師に対する心理的距離を推し量ることができたからである。さらに、「『いつも気にかけてくれてありがとう』って言ってもらえた」と語るように、対象者の気持ちが分かる情報を直接本人から得られたことや、自分の支援に対して対象者から感謝の言葉を直接受け取れたことで、自分のこれまでの距離感のとり方や見守り方が良かったと評価することができるようになったからである。

敢えて余地を残す

何かね、それまですごく、こう、ギクシャク自分も構えてたし向こうも、やっぱりねぇ、知らない、いままで島にいなかった人がそう言っていろいろ言われるのは嫌だろうから、「大丈夫ですか」って心配するぐらいの、あの、距離でいたことが逆によかったのかなって思いました。(涙目)［2］

まあ距離は今もやっぱりありますけれど(笑)、そのある程度の距離にあるのが逆にいいかなと思って。やっぱりこっちがすごく頑張って「やってるんです」みたいなとこよりかは、なんとなく気にかけているぐらいの距離が、その家族にとっては嬉しかった。自分で言うのもわかんないけど、それぐらいのでよかったんだなって思いました。(間)ですね。なんか自分が構えてただけに、なんかそんな風に声かけてくれたことがすごくなんか嬉しかった。［2］

ミキさんは続けて「そういう距離の取り方見守り方でよかった」と確信した追加の理由を語る。ミキさんは「ギクシャク自分も構えてた」ことや、家族にとって自分は「知らない、いままで島にいなかった人」であり、そのような者から「いろいろ言われるのは嫌だろう」と考えている。一回目のインタビューでは、「見えないパワーバランス」のなかで権力を持つ長男に働きかけることに恐れを感じていたり、働きかけに反応を示さない長男に対して保健師として自分がどう動けばよいか悩んでいたが、そういった自分の姿勢を、二回目のインタビューでは「ギクシャク自分も構えてた」と表現が変化している。

そして、ミキさんは「『大丈夫ですか』って心配するぐらいの（中略）距離でいたことが逆によかった」と語る。ミキさんが「逆に」とつけて語るのはなぜか。ミキさんは、「心配するぐらいの」距離でいたかったわけではない。ミキさんは、一回目のインタビューで「何か少し避けられているのかなって言う思いも、まあ、私だけじゃなくて診療所のドクターとかもあったりして。そういう中でこう、自分自身も動かなきゃいけないんだけど」と語っていたように、対象者との距離を縮めていこうとしている。しかし、対象者からは避けられているように感じるなど、ミキさんにとっては働きかけ難い状況が続いており、「心配するぐらいの」距離として見守る支援をするほかなかった。しかし、距離を残されていたことで、逆にそれが、相手が近づきたいときに近づける環境となった。つまり、相手がミキさんとの距離を縮めたいと思うときに、声をかけられる範囲にミキさんがいて、お茶に誘うという相手の行動により、相手が望むミキさんとの距離を示すことが出来たのである。相手が近づいてくる余地を残しておくことで、相手が望む時期に望む距離まで近づけるようになり、ちょうど良い距離感を相手が決められる。ミキさんは長男の妻から自宅に呼ばれたという出来事を通して、近づきたいときに近づくという行動が取れる対象であることが示されたこと、相手が望む距離感が示されたこと、その距離感を相手が主体的に決められたことなど、これまでの看護実践について評価することができた。

ミキさんは、お茶に誘われて以降も長男の妻との距離は「今もやっぱりあ」ると語る。「そのある程度の距離にあるのが逆にいい」とここでも「逆に」をつけて語る。これは、保健師としてミキさんが望む距離感はもう少し近いものだが、ミキさんは、この長男夫婦は保健師が気にかけていることに気づいており、何かあれば保健師にいつでも声をかけられるはずだと考え、保健師から無理に距離を縮める必要性はないと判断する。そして、住民が望むときに望む距離感でいられるよう、敢えて余地を残しておくことができるようになった。

SOSを出せない夫婦に踏み込む

ミキさんは事例aについて一通り語り終わるとすぐに、「あとは、また別なケースで、次行っちゃうんですけど」[2]と言って、続けて知的障害がある高齢者夫婦への支援(以下、事例bとする)について語る。

事例bは軽度の知的障害がある高齢の夫婦である。子どもはいるが障害があり島外の入所施設で生活していることや、近い親戚は島内にいないことから、社会参加や近隣住民との交流はほとんどなく地域ではやや孤立していた。最近、妻が急性疾患にかかり診療所で治療を開始した。服薬による回復が見込まれたため、ミキさんは家庭訪問し見守っていたが、地域住民から妻の身体状況が普段と違うと保健師に連絡があった。ミキさんは薬が効いて治っている頃だがと思いながら家庭訪問してみると、ひどく症状が悪化していた。夫婦は症状が悪化していることを判断できず訴えることもできなかったのである。ミキさんはすぐに診療所を受診させ、翌日には島外医療機関に入院することになった。ミキさんは夫婦が無事に島外の医療機関に入院できるよう積極的にサポートした。これを機に、その夫婦は困ったことがあると保健師に相談をしてくれるようになった。

結構私も気には掛けてたけど、もう積極的にそこの家族にはもう入るようにして。じゃないと、ご主人もなんか言われないと動けない所もあって。で、少し踏み込んでその入院費用とか、そういう経済面までちょっと入るようになって。まあ障害者年金はいくらあるのかとか、そういう管理どうしてるのかとか、ちょっと突っ込んだところまで介入するようになって。［2］

そこの夫婦には車が無いし、自分の好意として、桟橋の、あの帰ってきたら迎えに行ったりとか、あとは私が行けない時には民生委員さんにお願いして行ってもらったりとか、そういう、結構こっちからどんどん行ってた。［2］

そしたらあの何かある、と思ったことがあると、今度は逆に、ご主人から、あの「今度、いつちょっと出かけるので、桟橋に迎えに来て欲しい」とか、「ちょっと困ってる」とか。逆にこうそういう風に、思った事を相談してみようっていう、何か、気持ちになってくれた所が、「ミキさんにはちょっと言っときたいんだ」っていうふうに言われた時には、少し何か、ああ積極的に介入して良かったなって言うケースがあって。［2］

すごいその人、島では孤立してるし、誰も、お付き合いのない家族なので、ちょっと自分からSOSを出してくれるようになったというのが、良かったなって。関わりとしてはその、逆に

ぐいぐい行く、行って成功した。［2］

それはちょっとぐいぐい行って良かったパターン。逆に。ま、そういうきっかけがあって、家族の全貌がやっと見えたみたいな所があったので。［2］

でもやっぱり自分からSOSを出せない夫婦なんだなっていう事が分かったから。あの、事は大きくなってしまってからのことだけど、うん、それはそれで、うん、放置してた訳でもなく適宜診療所には通ってた中での、ね、意外な所だったけど、うーん（間）うーんまあ、もっと注意深く介入してればよかったかなって言うところもあったですけど、あのー、ことが起こって家族の全貌が見えた時の、うん、介入の仕方と言うのも見えたので良かった。［2］

ミキさんは事例aに対して、住民が望むときに望む距離感でいられるよう敢えて余地を残しておくという看護実践に至っていた。この語りに対比するように事例bについて自ら語り始めた。事例bは、ミキさんにとって「積極的に介入して良かった」という事例になる。

事例aと事例bを比較すると、事例aで介入をためらったミキさんが「積極的に介入」することができた理由がみえてくる。事例aと事例bで異なっている点は、島内に意思決定が可能なキーパーソンがいるかどうかである。事例aでは長男夫婦がいたが、事例bは夫婦に障害があり、さらに家族や近い親戚も島内にいないために、難しいことの理解や判断への支援が必要であった。次に、孤立の程度である。地域住民からの見守りはあったが、住民からの支えが得にくい側面として、経済面に関する支援や、島内の移動手段の確保がなされていた。A村の船の発着時間は早朝で送迎を依頼するのに気軽な時間帯ではなく、さらにA村内には公共交通手段がないため、ミキさん自身の好意や民生委員に協力を得て支援した。そして、緊急度の違いもあった。「放置してた訳でもなく適宜診療所には通ってた中での」と語るように、十分な注意が払われていた。

このように事例bに対しては、緊急度に応じて踏み込んだ支援をすることが出来ていた。

予防できないケースもある

(事例aについて) 保健師とか医療側としてはやっぱり、混在的な問題って常に見えるから、それにならないためにどうしたらいいかどうしたらいいかって、どうしても特に医療側なんかは考えてしまうけど、もうこの家族は何かあった時に動けば良いスタイルでいいのかなって。やっぱり、うーん、もしこうなったら大変だからって、どんなに動いても、やっぱり家族がそこで、あの納得したりしなければ、うーん、なんかね (間)、予防でないケースもあるんだなって思いましたね。やっぱり予防予防って考えるけど、全てがあのー、OKって言う訳じゃなくて、その家族の受け止め方の段階って言うのも、ある程度踏まえた上での介入のそのポイント、何だろ、時期ってあるんだなって思いました。(間) 介入のポイ、時期がね、難しいですね。 [2]

(事例aについて) だからやっぱり、危機管理が高い家族は、やっぱりそういう風に予防の時点から入るべきだけど、やっぱりそれぞれの家族の考えもあるし、実際、起こってからじゃないと、分からない家族って言うのも居るし、うーん、でもどうしても、こっち側としてはね、「早く早く」って思うんですけど。（間）そこが、勉強になったとこですね。［2］

（事例bについて）先々のことがあんまりこう考えられないし、それを人にうまく伝えられない。まあそれは障害も有ったりするせいなのかもしれないけど。うーん。それを色々汲み取って、ね、診療所の先生なんかは、やっぱり先々の事を考えて、どこでターミナルを迎えるかとか、ご主人に話すんだけど、ご主人はもう分かんない。色々なんだろう、そんな可能性ばかりの話をされても。やっぱりあのパニックになってしまうだったので、やっぱりある程度、ことが進んでいかないと、この家族も、あの、実際に起こるこの、現状が見えない家族なんだろうなと思うと、変にね色々こっちが世話を焼いて、心配を焼いてもしょうがないこともあるんだなって思いましたね。（間）［2］

（事例bについて）色んな医療の事とか、あの、体の事が分かるだけにね、こう色んな先々の事を、も心配してしまうけど、やっぱり、普通のね、家族にはなかなか実感は難しいだろうなと思いましたね。うーん（中略）ただその、色んなことが起こって、あの、この場合も、あの介入する時期と言うのがあの有ったから、深く介入するきっかけにはなったんですけど。やっぱり実際起こってみて、この家族はもっと適宜介入して、あのー、声掛けないとダメな家族だっていうことが分かったので。［2］

（事例bについて）あのー、事が起こって家族の全貌が見えた時の、うん、介入の仕方と言うのも見えたので良かったし、ご主人からこうやってね、出かける時に電話をくれたりとか、あのー、話しておきたいことがあるっていう風に連絡くれるようになったのは、そのことがきっかけであったので、うん、すごくそれは良かったし嬉しかったことですね。［2］

事例aと事例bとでは、ミキさんの介入内容や積極性、それに対する相手の反応は異なるが、事例bについても「やっぱりある程度、ことが進んでいかないと（中略）現状が見えない家族なんだろう」と判断し、「変に（中略）色々こっちが世話を焼いて、心配を」しても「しょうがないこともある」と語る。両事例ともまだ起こっていない事態を想定して予防的行動をとることは難しい家族であった。事例bは、事が起こったことがきっかけで事態が本人たちにとってようやく理解できるものになり、本人たちが対処行動やセルフケア行動が取れるようになっていた。ミキさんは両事例から、専門職が支援すれば全て予防できるということはなく、ある程度事態が進まないと対処を検討できない家族もあり、そういった家族の危機管理をするには「その家族の受け取め方の段階」を踏まえて介入する時期を見出すことが求められることに気付いた。

このように、専門職にはその家庭に将来起こる問題が予測できても、本人や家族は予防的に行動することができないもどかしさが、ミキさんの新たな気にかかる現象となっていた。そして、事例aと事例bという、緊急度の異なる事例への支援や、複数の事例を振り返り、違いや共通性を見出すことを通して、実際に事が起こってから問題に一つ一つ対処していく方法が合う家族もあると気付くことが出来ていた。

住民からの信頼を得る

個別支援をしている住民からの発言に、ミキさんが嬉しさを感じる場面がある。事例aでは、お茶に誘われたときの会話にある。事例bについては、島外の医療機関への入院を支援した後、夫婦が帰島してからの変化について語る際にある。

（事例aについて）なんかちょっとお茶に誘ってもらったというのが、なんだろう、別に大した話をしたわけでもないけど、何か少し距離が縮まったっていうか、うん、ね。あんまり多分そのお兄さん夫婦も知られたくない事って島の人たちに、は、こう、言われたくないこと知られたくない事ってすごく抱えていた様だったので、ああね、「この事は言わないで」とか、そう言うのも言ってくれたし。だからやっぱり地道な関係づくりじゃないけど、そういうのは大切だなって思いました。はい。　［2］

（事例bについて）そしたらあの何かある、と思ったことがあると、今度は逆に、ご主人から、あの「今度、いつちょっと出かけるので、桟橋に迎えに来て欲しい」とか、「ちょっと困ってる」とか。逆にこうそういう風に、思った事を相談してみようっていう、何か、気持ちになってくれた所が、「ミキさんにはちょっと言っときたいんだ」っていうふうに言われた時には、

少し何か、ああ積極的に介入して良かったなって言うケースがあって。［2］
（事例bについて）「今度診療所の先生にその話をねえ色々するんだけど、ミキさんも一緒に話聞いてくれないですか」とか、そういう風になんか言われるとちょっとあ、良かったなと思って。［2］
（事例bについて）まあそれで、「この事は誰にも言わないで下さい」と言われた時って、なんか、何かちょっと嬉しいですね。（笑）何となくそういう大事な事って言うか、そういうのを、うん、ちょっとした、自分がなんか優越感じゃないけど。良かったなって思いましたね。［2］
（事例bについて）ちょっと自分からSOSを出してくれるようになったというのが、良かったなって。［2］

事例aについて、ミキさんは「別に大した話をしたわけでもないけど、何か少し距離が縮まった」と思えた理由として「お茶に誘ってもらった」ことのほかに「この事は言わないで」と言ってくれたことを挙げている。長男夫婦は「島の人たち」には「知られたくない事」を「すごく抱えていた」様子だったことをミキさんは分かっていた。さらに、長男夫婦が相談するのは島外から来る専門職であり、彼らとは信頼関係が築かれていることも着任当初からミキさんは感じていた。その長男の妻が「島の人たち」には知られたくないことをミキさんには話してくれるようになり、それを他人には言ってほしくないとも伝えてくれた。同じように、事例bにおいても「この事は誰にも言わないで下さい」と言われる。ミキさんは「そういう大事な事」を話してもらえて「良かった」と語る。つまり、事例aの長男の妻や事例bの夫婦は、ミキさんのことを他の住民には秘密にしたい情報を話すことが出来る相手として「島の人たち」とは区別していると、ミキさんは感じることができ、自分が秘密を守れる存在として対象者から認めてもらえたと評価できたのである。

さらに、事例bの夫婦は、困っても以前は周囲に支援を求めることが出来なかったが、ミキさんに島外医療機関への入院を支援してもらってからは「今度、いつちょっと出かけるので、桟橋に迎えに来て欲しい」とか、「ちょっと困ってる」と、本人から直接SOSを出してくれるようになった。

このように、ミキさんは、個別支援対象者がほかの島民には知られたくないことを自分には話してくれるようになったことや、住民本人から直接SOSを出してくれるようになったことにより、個別支援対象者がほかの島民と自分を区別し、専門職として認めてくれるようになったと評価することができたため、嬉しく思えたのである。

支え合うことで問題が見えない

（事例bについて）（妻の症状悪化から島外医療機関に入院することになり、その準備を手伝うことになった）ま、そういうきっかけがあって、家族の全貌がやっと見えたみたいな所があったので。なんとなく、ポヤーンとした夫婦だったけど、こう、問題があったけど、こうそれがあんまり浮き出てこなかった。この島だからこそ、なんか浮き出ないかもしれないなぁとは思ったんですけど、何となく、ね、暮らしていける感じ。うん。（間）孤立することもないし、誰かしらの目があるから。［2］

事例bについて、ミキさんは「問題があったけど」「あんまり浮き出てこなかった」といい、その理由として、「何となく（中略）暮らしていける感じ」や「孤立することもないし、誰かしらの目がある」島だからこそ、「浮き出てこなかった」と考える。

この事例bについては「すごいその人、島では孤立してるし、誰も、お付き合いのない家族なので」とも語っていて矛盾するように見える。島では住民同士で支え合う文化があり、支援が必要な家庭でも「何となく（中略）暮らしていける」状態が維持できているが、生活が出来ていれば住民には「問題」としては意識されにくい。ミキさんは事例bを通して「実際起こってみて、この家族はもっと適宜介入して、あのー、声掛けないとダメな家族だっていうことが分かった」と語ったとおり、地域内に支援が必要な住民がいても住民間でそれを意識しない限りは保健師にまで届きにくいことに気付き、ミキさんはそれを「問題があったけど、こうそれがあんまり浮き出てこなかった」と表現する。

このように、ミキさんは事例bの支援を通して、緊急事態になってから支援の必要性が浮かび上がった家庭があることを理解し、島では住民間の見守りと支え合いによりどの家庭も孤立せず何とか暮らしていけるようになっていることで、かえって支援の必要性があった問題として現れにくいことに気付くことができた。

「こんなもんか、いけるかも」

（事例bを振り返り）もうちょっと、あ、踏み込む勇気が少し自分の中で持てたし、あのなんだろうな、もうちょっと様子見ようかなっていう風に、今までだったら思ってたところが、ちょっともっと踏み込んでもみるっていう、この考えができたから、そこは次にそういうケースが起こったときは、やっぱりこう、そうですね、もうちょっと予測して、深く突っ込んで、なんかそこでリアクションがあれば、あの、そうですね、支援のポイントっていうのも浮き出てくるから、うん、その勇気がちょっと出た（笑）、みたいなところですね。まあ考える事は考えるで色々あるけど、そうですね（間）、なんかあんまり、島で、島にいるからこそ、いろんな人との距離感とか、どうしても構える部分があったけど、踏み込んでみたらみたで、「あ、こんなもんか、いけるかも」っていう風に思えたから、それはいいきっかけだったなと思いましたね。こんなもんかってというとちょっとアレだけど、うーん、自分がもっとすごく躊躇してたものは、案外なんだろうな、空回りしてたっていうか、もっと行って良いんだなって言うきっかけ、（間）そこのさじ加減って言うのはすごく難しいなと思うし、あんまり、さぎ里さん（筆者）が前言ってたように「あなただったら言えるよ」、ね、それってそういう風に思ってもらえるには、ある程度の口の硬さとか、あの、本当は私も社交的なんですけども、いろんなところに顔出してもう喋りたいけど、でもそういうことが、ここでは、良くない訳じゃないけど、裏を返せば違う見方をしている人もいるわけだから、あのー、全部が良いとは捉えてはいけないし、うん、ある程度の信頼をもらうための、自分の身の置き方みたいなものは、常に考えてる。うーん、ね、難しい、そこが。それは常々思いますね。［2］

ミキさんは「島にいるからこそ、いろんな人との距離感」に「どうしても構える部分があった」が、事例bの支援を通して、実際に「踏み込んでみたら」、「あ、こんなもんか、いけるかも」と思うことが出来た。そして、「自分がもっとすごく躊躇してたもの」は「空回り」していて「もっと行って良いんだ」と思える「きっかけ」になった。事例bを振り返ることで、ミキさんは今までなら「もうちょっと様子見よう」と思ってたところも、「踏み込む勇気が少し自分の中で持てた」と語る。そして、今後は「深く」介入して、それにより得られた「リアクション」から「支援のポイント」を捉えるという「その勇気がちょっと出た」と語る。「ちょっと」と、まだミキさんにためらいがある。その理由として「裏を返せば違う見方をしている人もいるわけだから（中略）全部が良いとは捉えてはいけない」と、良いように受け止める人ばかりでなく「違う見方をしている人」が地域にはいることをミキさんは語る。ミキさんは、そういった人々からも「ある程度の信頼をもらうための、自分の身の置き方」を「常に考えて」おり、現在進行形の難しい問題のままである。

このように、ミキさんは、人との距離感にどうしても構える部分があって躊躇していたが、積極的に介入したら支援のポイントが浮き出たことを経験し、踏み込む勇気が出るようになった。

それでも、自分とは違う見方をする住民もいることを警戒し、ミキさんは、住民からある程度の信頼をもらうための自分の身の置き方を考え続ける。

噂を鵜呑みにしなくなる

三回目のインタビューでは、この数ヶ月で自分が成長したなと感じることがあるかという筆者からの問いかけに対し、ミキさんは「めげなくなったかもしれない」［3］と答え、続けて次のように語った。

ミキさん：ちょっとしたこと、あの、どっかから聞いた噂とか、あのー、ま、そういうことに対して、なんかあんまり、聞き流せるようになったっていうか、そういうのに対していちいち、気に留める必要なものもあるけど、なんかもう状況に応じて流せるようになったっていうか（笑）。うん、そうですね。

筆者：例えばどういう出来事があった？ うまく聞き流せた件で。

ミキさん：あ、あ、何だろ。そうだな……、聞き流せる（間）、うーん（間）、そうだな、聞き流せる。まあ、うーんと（間）、あの人がこういうふうになってたよとか、こういうこと言ってたよとかって、第三者が言ったとしても、なんかまあそれが悪く言ってたり、ほとんどがもうそういうちょっとね、悪いものじゃないですか、噂って。いい噂ってそんなには広がらない。そういうのに対してもあんまり鵜呑みにせずに見られるっていうか、なんかフィルターをかけて見れるようになったっていうか（笑）。うん。やっぱり最初って、島に来た時、周りのこと、みんなのことが気になるし、どういう人なんだろうとか、そこのパワーバランスとか関係性とか、そういう、ね、あそことあそこがつながってるんじゃないかとか、なんかそういうこともすごい気になってたけど、でもそれが、あのー、あまり考えなくても、なんか、うーん（間）、自分が左右されなくなったっていうか。うん。まあ自分がやるべきことを取り組みながらも、そういうのに、噂に惑わされずに、距離感を取ってたほうが自分の、ま、自己防衛ができるようになったっていうか。強くなったというか。具体的なことってなると、ちょっとないのかなっていうのは、ちょっと今思いつかないんですけど。［3］

ミキさんは、自分が成長したと思うことについて「めげなくなったかもしれない」と語り始める。「めげなくなった」に「かもしれない」をつけ、自分が「めげなくなった」という感じる成長はあるが、断定はできないでいる。そのため、ミキさんは「めげなくなったかもしれない」の表現を言い直す。そして二回目に言い直す際に、「そういうのに対していちいち、気に留める必要なものもあるけど、なんかもう状況に応じて流せるようになったっていうか」と「なんかもう」を付け加える。「もう」は程度がある基準を超えた時に使用する表現である。ここから、ミキさんは「どっかから聞いた噂とか（中略）そういうこと」に対して、「気に留める必要なもの」があるかどうかを判断しつつ「状況に応じて流」すことができるようになるという境地に、インタビュー時点で既に達しているのである。

ただし、「状況に応じて流せる」にも「っていうか」という表現がついており、「あんまり鵜呑みにせずに見られるっていうか」「なんかフィルターをかけて見れるようになったっていうか」「自分が左右されなくなったっていうか」「自己防衛ができるようになったっていうか」「強くなったというか」と、「っていうか」をつけて次々に言い換えていく。ミキさんは自分が達したと思えるその境地を、ぴったりだと思える表現で言い表すことはできない。

ミキさんはどのような境地に達したのであろうか。まず、ミキさんは「めげなくなったかもしれない」と語り始めているが、何に「めげなくなったかもしれない」のか。語り始めは「どっかから聞いた噂とか、あの、そういうこと」と内容が不明確であるが、語りが進むうちに「やっぱり最初って、島に来た時、周りのこと、みんなのことが気になるし、どういう人なんだろうとか、そこのパワーバランスとか関係性とか、そういう、ね、あそことあそこがつながってるんじゃないかとか」と、一回目のインタビューで語られた事例aについての気にかかる現象【住民間の力関係や軋轢が見えない中で働きかけて、もし失敗したら何を言われるか分からないという恐れ】を髣髴とさせる内容を語る。この部分を「やっぱり」と前置きしてから語り始めるのは、ミキさんにとって時間がたった現在でも、自身の成長を語るために想起する、変わらず強調したいほどの経験だからである。そして、当時それほどまでに気にしていたことを今は「あまり考えなくても」よくなっているという変化を、ミキさんは感じている。

そういうことに対して現在のミキさんが達した境地について、ミキさんは何度も言い直しながら説明を試みる。「聞き流せる」や「状況に応じて流せる」からは、聞いたことを心に留めないようにすること、「鵜呑みにせず見られる」や「フィルターをかけて見れる」からは、十分に理解してから受け入れること、「左右されなくなった」や「惑わされずに」からは、他から影響されずに正常な判断をすること、「自己防衛」からは、他からの攻撃を防ぎ守ること、「強くなった」からは、抵抗力をつけることが想像される。

ミキさんは、一回目のインタビューで語ってくれた気にかかる現象が現れる背景を考え、住民に関する噂がどうしても耳に入ってくることからそれが始まることに気付く。そして、気にかかる現象について継続して聞く聞き手（筆者）がいることが、現象が現れる背景や解決策について自問自答を促すことになり、思考を深めさせるきっかけとなっていた。ミキさんは、噂の中に気に留めるべき情報があるかどうかを判断し、それ以外は状況に応じて聞き流すことで、保健師としての自分を守るという考えに達していた。

距離感をつかむ

第三者から聞いた噂などからミキさんが保健師としての自分を守れるようになったのは、何故だろうか。ミキさんは「自分がやるべきことを取り組みながらも、そういうのに、噂に惑わされずに、距離感を取ってたほうが自分の（中略）自己防衛ができるようになった」と語る。「自分がやるべきことを取り組み」「噂に惑わされず」「距離感を取って」ということにより、「自己防衛ができるように」なっている。ミキさんはインタビュー冒頭のこの部分だけ、「距離感」に対して〝つかむ〟ではなく〝取る〟という表現を用いており、それ以降は、距離感を〝つかむ〟という表現に変わる。ミキさんは「距離感を取ってたほうが自分の」と一度言いよどんでから「自己防衛できるようになった」とどちらも過去形で語る。ミキさんは〝距離感をつかむ〟ことができるようになってから「自己防衛できるようになった」のではなく、距離を「取って」いたら、その結果「自己防衛できるようになった」のである。

また、ミキさんは「気に留める必要なものもあるけど、なんかもう状況に応じて流せるようになった」や「自分がやるべきことを取り組みながらも、そういうのに、噂に惑わされずに」、「**必要に応じてすぐね、入るものもあるけど**」［3］とある通り、「めげなくなったかもしれない」の言い換えの前に、自分がやるべきことをするという前提条件を挿入している。

以上から、ミキさんは、自分がやるべきことを取り組みながら対象者との距離を取ったことにより、距離感をつかむことが出来るようになり、保健師としての自分を守れるようになった。このようになれたのは、ミキさんが、自分がやるべきことに取り組めていると思えていることと、対象者との距離を取っていても良かったと思えていることが重要な前提になっている。前述の通り、自分がやるべきことに取り組めていると思えるようになったのは、一回目のインタビューで診療所医師に対する対象者の反応を物差しにして自分の活動は妥当であると判断できていたことと、事例aや事例bへの支援で緊急度に応じて踏み込む支援ができた経験があったからである。また、対象者との距離を取っていても良かったと思えているのは、長男の妻からの立ち話やお茶のお誘いがあったことで、これまでの距離感のとり方や見守り方が良かったと評価できたからである。

介入の時期の見極め

続けてミキさんはこれまで語ったことを「まあ、そんな中で」と特定の状況であることとして前置きしてから、ミキさんにとっての距離感とはどのようなことなのかについて語る。

まあ、そんな中で、いろいろ専門職、精神科医とか非常勤の保健師さんとか、外から来てくれた人の客観的な視点を、自分も話を聞くことによって冷静に見れるっていうか。うん。やっぱり一人でいるとそのことばかりぐるぐるしてしまうけど、やっぱりたまに来る専門職と意見を交わすことによって冷静に見れるし、あのー、「何かやらなきゃ」ってこうすぐ手を出そうとするんじゃなくて、やっぱり少し、あのー、冷静に見つつもこう、なんか、どこで入ったらいいかなっていう距離感をつかみながら、べつに焦らなくてもいいんだなっていう。まあ、必要に応じてすぐね、入るものもあるけど、うん、長年の積み重ねでこうね、なかなかできてしまった、何だろう、家族の中のね、その問題とかそういうのに対しても、あの、何かさらっとね、困ってることがないかなとかそういう配慮はするけど、あのー、うーん（間）、ちょっと様子を見つつ、こう、見守る？　うん。見てるんだよっていうのを、その距離感がつかめたっていうところで、何か「あ、やらなきゃ」「自分はできてない」とか、そういうなんか焦りって感っていうか、そこらへんが少し緩和された気もするかなって思います。うん。［3］

ミキさんは、精神科医や非常勤保健師など「たまに来る専門職」を「外から来てくれた人」と表現し、彼らのような島外から来る専門職の客観的な視点からの話を聞いたり、彼らと意見を交わしたりすることで、「冷静に見」られるようになる。そして「冷静に見」ることができるようになるのと並行して、ミキさんは「距離感がつかめた」。

ミキさんのいう「距離感」とはどのようなことなのだろうか。ミキさんは「『何かやらなきゃ』ってこうすぐ手を出そうとする」のではなく「どこで入ったらいいかなっていう距離感」をつかむといい、「必要に応じてすぐね、入るものもあるけど」と付け加える。そして「何かさらっとね、困ってることがないか」といった「配慮」はするが、「ちょっと様子を見つつ、こう、見守る？ うん」と自問自答しながら語り、「見てるんだよっていうのを」と語ったあと一呼吸置いてから「その距離感がつかめた」と語る。「どこで入ったらいいかなっていう距離感」という語りからは、ミキさんにとって「距離感」には「必要」があるときには「すぐ」入れるようにするために、介入するタイミングを見極めることや、介入する際の支援のポイントが相手のどこにあるのかを見極めることも「距離感」に含まれている。そして、同時に、保健師が見守っていることが相手にも伝わるように関わることも、「距離感」に含まれている。ミキさんの〝距離感をつかむ〟には、介入の時期の見極めと、支援のポイントの見極めと、見守っていることが相手にも伝わる関わりかたを含んでいる。そして、ミキさんが「距離感がつかめた」と思えるのは、介入の時期の見極めにおいては「さらっとね、困ってることがないかなと（中略）配慮はする」のように押し付けにならない程度で、見守っていることが相手に伝わるくらいの見守りかたにおいては「ちょっと様子を見つつ（中略）見守る」のようにわずかな程度であり、ちょうどよい加減ができるようになることでミキさんは「距離感がつかめた」と実感できるのである。

二つの焦り

前項の語りを再掲し、ミキさんにとっての「焦り」とは何か、ミキさんの「焦り」はどのようにして緩和されたのかを掘り下げる。

まあ、そんな中で、いろいろ専門職、精神科医とか非常勤の保健師さんとか、外から来てくれた人の客観的な視点を、自分も話を聞くことによって冷静に見れるっていうか。うん。やっぱり一人でいるとそのことばかりぐるぐるしてしまうけど、やっぱりたまに来る専門職と意見を交わすことによって冷静に見れるし、あのー、「何かやらなきゃ」ってこうすぐ手を出そうとするんじゃなくて、やっぱり少し、あのー、冷静に見つつもこう、なんか、どこで入ったらいいかなっていう距離感をつかみながら、べつに焦らなくてもいいんだなっていう。まあ、必要に応じてすぐね、入るものもあるけど、うん、長年の積み重ねでこうね、なかなかできてしまった、何だろう、家族の中のね、その問題とかそういうのに対しても、あの、何かさらっとね、困ってることがないかなとかそういう配慮はするけど、あのー、うーん（間）、ちょっと様子を見つつ、こう、見守る？　うん。見てるんだよっていうのを、その距離感がつかめたっていうところで、何か「あ、やらなきゃ」「自分はできてない」とか、そういうなんか焦り感っていうか、そこらへんが少し緩和された気もするかなって思います。うん。来た時はね、もうなんか全てのことに対して、どうしよう、どうしようって、うん、思ってたけど、そのへんが、二年住んでみて、自分も地域の住人になってこう、狭いからこそ、入ってほしくないところもあるし、あのー、うん、そこはちょっと気を付けるようにして、うん、いますね。

［3］

「やっぱり」とは、語り手の期待・予測との一致を表す言葉である。ミキさんは「やっぱり一人でいるとそのことばかりぐるぐるしてしまうけど」「やっぱりたまに来る専門職と意見を交わすことによって冷静に見れるし」「やっぱり少し、あのー、冷静に見つつもこう、なんか、どこで入ったらいいかなっていう距離感をつかみながら」と語る。その中には「っていうか」など曖昧さを示す言い回しはついていない。

「一人でいる」とは、A村では保健師などの保健業務に従事する専門職が一人体制であることを指している。保健師一人体制であるため、なにか気になることがあればどうしても「そのことばかりぐるぐるしてしまう」が、「たまに来る専門職と意見を交わすことによって」ミキさんは「冷静に見」ることが出来るようになるという。

「すぐ手を出そう」としてしまう〝焦り感〟が生じても、専門職との意見交換により「冷静に見」ることができるようになっているミキさんは、焦らずに介入の時期を見極めるという「距離感」をつかむことが出来るようになり、焦らなくても済むようになる。

「焦り」についてミキさんは「やらなきゃ」という言葉を強めの口調で語る。ミキさんは『何かやらなきゃ』ってこうすぐ手を出」したくなる。そして「来た時はね」と、かつての自分を振り返り「もうなんか全てのことに対して、どうしよう、どうしようって（中略）思ってた」と、着任当時の「焦り」を振りかえる。ミキさんの「焦り」は現在だけに見られるものではなく、着任した時からあったのである。着任当時は「全てのことに対して」どうしたらよいのか困るという焦りであった。「二年住んで（中略）自分も地域の住人」になり「狭いからこそ、入ってほしくないところ」に気付いたことで、「できてない」という長年の積み重ねでできてしまった家族の中の問題などに介入できない自己の未熟さへの苛立ちともいえる焦りが、緩和されるようになっていた。

このように、ミキさんにとって「焦り」には、急いで解決しようとする焦りと、介入できないところがある自己の未熟さに苛立つ焦りが含まれている。そして、自分も住民となり、狭いからこそ入ってほしくないところに気付いたことや、冷静に見られるようになったこと、距離感をつかんだことにより、急いで解決しようとする焦りや介入できないところがある自己の未熟さに苛立つ焦りが緩和するようになったのである。

冷静に見る

次に、ミキさんにとって「冷静に見る」とは何かを改めて分析したい。まずミキさんは「いろいろ専門職、精神科医とか非常勤の保健師さんとか、外から来てくれた人の客観的な視点を、自分も話を聞くことによって冷静に見れるっていうか」と言ってから、「うん」と一度整理して「やっぱり一人でいるとそのことばかりぐるぐるしてしまうけど、やっぱりたまに来る専門職と意見を交わすことによって冷静に見れるし」と、「冷静に見れる」ことについて説明しなおす。「客観的な視点を、自分も話を聞くことによって」というのは、ミキさんが受身な形であるが、言い直したほうでは「意見を交わす」となっており、能動的になっている。また、「そのことばかりぐるぐるしてしまうけど」に対しては「たまに」といい、ずっとその中にいるミキさんには、同じことの繰り返しだけで少しも先へ進まない気がするが、「たまに来る」専門職は時間を空けてみることができ、ずっとそばにいる人では気づきにくい細かな変化にも気付き、進むことができる。

このように、ミキさんにとっての「冷静に見れる」とは、ずっとそばにいる人では気づきにくい細かな変化にも気付けることを意味し、ミキさんは、たまに島外から来る専門職と意見を交わすことでその視点を獲得していた。

慣れないように、偏らないように

ミキさん：来た時はね、もうなんか全てのことに対して、どうしよう、どうしようって、うん、思ってたけど、そのへんが、二年住んでみて、自分も地域の住人になってこう、狭いからこそ、入ってほしくないところもあるし、あのー、うん、そこはちょっと気を付けるようにして、うん、いますね。それぐらいかな。うん、自分が強くなったというか、慣れたって言ったらちょっとねえ、慣れてしまうっていう視点だとちょっと、それはいいのかなって思うこともあるけど、うーん。はい。

筆者：それとはちょっと違う、慣れたとは違う。

ミキさん：そうですね。うん。慣れっていうか。しようがないなっていうそういう諦めとは違って、やっぱりちょっと長い目で見守るっていう、うん、ことも一つだなって思う。でも、やっぱりそれが、ね、こういう狭いところだからこそずっとなあなあにもなりやすいから、それは、ね、気を付けなきゃなと、思います。
筆者：見守るっていうのと、なあなあになるっていうのはやっぱりちょっと違う。
ミキさん：違いますね。
筆者：どんなふうに違う、ご自身では。
ミキさん：えー！　そうですね。うーん。（間）そうですね、いつもこういうパターンだからしようがないよねって思いがちなところもしようがないけど、（間）でも、何だろ、そうならないように常に第三者と。まあ。　［3］

ミキさんは「自分も地域の住人」になったことで「自分が強くなったというか」と変化を感じている。それが「慣れて」しまっているのでは良くないと語る。ミキさんが「慣れ」と明確に区別するのが「ちょっと長い目で見守る」である。ミキさんは「慣れ」を「しようがないな」という「諦め」であると説明し、「狭いところだからこそ（中略）なあなあにもなりやすい」と「なあなあ」になることを警戒する。そして、「なあなあ」の状況とは「いつもこういうパターンだからしようがない」と思うことであるが、そう思ってしまいがちであることも説明する。

私も二年しかいないから、まだそのへん、自分が慣れたとは思ってはいないんですけど、やっぱりこう、パターン化して、ね、精神的に不安定になったりはしてたりとか、そういう波を見ていれば、あのー、ある程度の見定めっていうか、少しその、一喜一憂しない、自分自身も。

うん、冷静に見れるようになったっていうか、うん、傾向が分かってきた。生活スタイルとか、あの、精神面での不安定さとか、まあ、ある特定の人になると。［3］

自分にちょっと余裕ができたっていうところで。やっぱ見る視点も少し穏やか、うん、になったっていうか。こんな人だからっていうふうには思いたくはないんですけど、やっぱりね、ある程度の、その家族やその個人のリズムっていうか、そういう流れが分かってきたし、島自体のこの、何だろうな、風土感っていうのも分かってきたから、そういうところで、ね、自分のその仕事に対する思いと、自分も住民として住んでる思いが合致したというか。（中略）一緒になりたいとは思わないけど、こういうものなんだろうなって受け入れてきた。（中略）でもなんか、いつも思うのは、やっぱり島に慣れることも必要だけど、慣れ過ぎてのまれちゃうのは、やっぱり専門職として終わりだなっていうか、良くないなと思うので、そういう点で気を付けてます。やっぱりなんか本当に、看護師も保健師もそうだけど、客観的に見てないと自分がつぶれちゃう。そこがなかなかね、うまく自分のね、ストレスケアとか、あの、うん、しないと、長くは勤められないかなって。島の保健師がねえ、やっぱりすぐ入れ替わってしまうのも、そこにあるのかなと思いますね。だからある程度私が感じるのは、全然話変わっちゃうけど、やっぱり外から来る専門職とかそういう人たちの声をどんどん取り入れる。あの、ケースカンファしたりとか、そういうことってすごく必要だなって思うし、島の中でこう、終わらせるんじゃなくって、まあ常にね、医療職とかほかの島外から来る専門職とのかかわりとかを通して、ま自分の自己成長だったり、あの、偏った視点、アセスメントにならないように、常に

こう、見ていくことっていうのが必要かなって思いました。［3］

なあなあになるってわけじゃないけど、ま、こんなもんか、これでいいのかなっていう、そういうちょっと、何だろ、スローペースな視点も、「いやそうじゃないんだよ」っていうふうに気付かせてくれたりすることもあるから。長く住んでいてよく見える面もあるけど、やっぱり外から来た人の視点を素直にこう、受け入れていくようなところも、島にとっては必要だなと思いますね。［3］

ミキさんは、個別支援などで関わった「ある特定の人」を想定し、「長い目で見守る」と「なあなあ」の違いを説明した。「長い目で見守る」とは、「生活スタイル」や「精神面での不安定さ」など「家族やその個人のリズム」の「傾向」が分かり、対象者の変化に一喜一憂せず冷静に見られるようになることである。「なあなあ」とは、「こんな人だから」「こんなもんか」等、対象者の変化に「慣れ」てしまい、変化を専門職の視点から捉えられず必要な支援をしなくなることである。

さらに、ミキさんは「島に慣れることも必要」と語る。「自分にちょっと余裕ができた」ことで「見る視点も少し穏やか」になり「その家族やその個人のリズム」や「流れが分かってきた」こと、「島自体の（中略）風土感」などを「こういうものなんだろうなって受け入れてきた」と語る。このような変化が保健師にもたらされることが「島に慣れる」ということであり、それはミキさんにとって必要なことであった。しかし、このように慣れることの必要性を認めつつも、感じている。「慣れ過ぎてのまれちゃう」のは「専門職として終わりだなっていうか、良くない」と語る。「専門職として終わりだな」という強い言葉で自分を戒めなくてはならない程、ミキさんは難しさを感じている。

ミキさんはのまれない方法として、「客観的に見」ることと自分の「ストレスケア」をすることを挙げている。「ストレスケア」については後で詳しく分析するが、それをしなければ「長く勤められない」と語っているようにミキさんにとって重要な位置づけとなっている。具体的には「常に（中略）島外から来る専門職とのかかわり」を通して「自己成長」や「偏った視点、アセスメントにならないように、常に（中略）見ていくこと」であると語る。島外の専門職が入ることによって、島内者が「ま、こんなもんか、これでいいのかなっていう（中略）スローペースな視点」になり「なあなあ」になってしまうことに対して、島外からの非常勤保健師は『いやそうじゃないんだよ』っていうふうに気付かせて」くれると語る。そのため、島内者は「長く住んでいてよく見える面もある」が、「やっぱり」「外から来た人の視点を素直に（中略）受け入れていくようなところ」が必要であるとミキさんは考えている。

このように、ミキさんは、専門職としてのあり方を自問自答することで、住民の生活や精神面が不安定になるパターンに慣れてしかたないことだからと支援を諦めてしまうのはよくないと考えるようになる。そして、客観的に見れなければ専門職として終わりだと自分を戒めるようになり、ついに、島外からの専門職の視点を受け入れ客観的になって偏ったアセスメントにならないように心がけるという信念を形成した。

（2）【自分の一住民としての言動や生活が住民にはっきり見えてしまう辛さ】を発端とする経験

ミキさんは別の気にかかる現象も経験していた。二回目のインタビューでの語りを取り上げ、分析する。

（保健師としての身の置き方や住民との距離感について）きっとそれは大きい自治体どこいってもそうだろうけど、ここだからこう、ね、はっきり見えてしまう辛さがあるので、そこは。（中略）多分大きい自治体であれば、私の事は知らないじゃないですか。知らない人もいる訳じゃないですか。私生活とか、あの、そういう一住民としての様子が。でもここだと見えてしまうから、住民としての在り方と言うのも、自分もなんだろう構えてしまうし、付き合い方とかね。うん。だから距離が近い分、そこは常に島の看護師皆が悩んでいることだと思うんですけど。やっぱりそこのなんだろうハードルって皆あると思うし、そこがなんだろう苦しくなって、あの、まあ離職に繋がる原因もあるのかなって思いますね。【2】

保健師として「信頼をもらうための、自分の身の置き方」は、人口規模の大きい自治体でも同じであるだろうとミキさんは考えるが、大きい自治体との違いは「私の事は知らない」ことで、「私生活」や「一住民としての様子」も住民は知らない。「でもここだと見えてしまう」ので「住民としての在り方」や住民との「付き合い方」についても悩んでしまう。「見えてしまう」は、意図していないにもかかわらず目に入ってしまう、視界に入ってきてしまうことを示す表現である。つまり、ミキさんは自分の一住民としての様子を住民に見せたいわけでもなく、住民も保健師の住民としての様子を見たいわけでもないが、距離が近いので「見えてしまう」のである。これをミキさんは、「そこの（中略）ハードルって皆あると思う」と、乗り越えなくてはならない困難なこととして「ハードル」と表現する。

このように、【自分の一住民としての言動や生活が住民にはっきり見えてしまう辛さ】が気にかかる現象と感情にあり、その背景には、住民との距離が近いことや、一住民としての言動や生活が見られることがある。そのような状況により、ミキさんは、住民としてのあり方を常に考えるようになる。

保健師、母親、同僚としての私

「住民としての在り方」が見えてしまうことを「常に島の看護師が悩んでいる」「ハードル」「苦しくなって（中略）離職に繋がる」という語りは途切れないで続く。

ひとりでいればあれだけど、母でもあったり、お母さん同士でもあったり、職場でも、母親だけど、保護者だけど、まあ役場と保育園とは同僚というか、同じ役場の職員だから、そこで、まあ私だけじゃなくて、たぶん周りも、それは苦しんでることだと思うけど、逃げ道がないというか。うーん。（間）そこはね、苦しい時がありますね。極力あの、あまり首は突っ込まな

いように（笑）ね。うん。（間）　［2］

「ひとりでいればあれだけど、母でもあったり、お母さん同士でもあったり、職場でも、母親だけど、保護者だけど、まあ役場と保育園とは同僚というか、同じ役場の職員だから」と語るように、役場職員であると同時に一人の母親でもあるミキさんにとって、保育士は同僚であり、「保育園」という村のサービス提供者でもある。つまり、役場職員同士は〝同僚〟であるが、状況によっては例えば〝母親同士〟にもなり、〝保育園職員と保護者〟や〝支援が必要な住民と保健師〟という関係にもなりうる。このように、島民は互いに複数の立場があり、場所と状況により役割や関係が変わる。

ミキさんは、ほかの役場職員についても「たぶん周りも、それは苦しんでることだと思う」「逃げ道がない」と語り、困難感を示す。そのため「苦しい時」があり、ミキさんは「極力あの、あまり首は突っ込まないように」と、役場職員には極力関わらないようにすると語る。

このように、ミキさんは、役場職員は住民としての立場や役割もあることで、他の役場職員も逃げ道がなく苦しんでいると考え、住民としての立場から関わりがある役場職員には必要以上に干渉せず深入りしないようになっている。

どの住民もケアの対象になり得る

ミキさんはさらに続けて語る。

ミキさん：ストレスの話になるけど、ストレスを感じないために、適度な距離を保たないと、まあ、だめだなっということがやっぱり。うん。深く関わりすぎてしまうと、何かのケースで、その家族と関わらなきゃいけない時に、すごくやりづらいですね。個人的な感情もあるけど、仕事として関わらなきゃいけない患者とで、うーん、そこの線引きみたいなのが、うん。

筆者：実際に少し深く関わった人にやりにくかったという経験はしたことはあるんですか。

ミキさん：まぁそんな無いです。無いけど、無いけど、あ、うーん、自分で思ってるだけかもしれないけど、なんか深く突っ込めない。聞いてもいいんだろうけど、（間）なんかこう、なんとなくこう、家のなかのことって聞きづらい、ですね。［2］

役場職員に極力「首は突っ込まない」という前項の話に続けて、ミキさんは「ストレスの話になるけど」と、住民に「深く関わりすぎてしまうと、何かのケースで、その家族と関わらなきゃいけない時に、すごくやりづらい」と語る。住民とは「仕事として関わらなきゃいけない」状況になる可能性は常にある。ミキさんはそのようなときに「すごくやりづらい」ことになる。そこでミキさんはそのような「ストレスを感じないために」は、住民と「適度な距離」を保たないとだめと語る。そう思う出来事が何かあったのかと筆者が訊ねると、「まぁそんな無いです。無いけど、無いけど、あ、うーん、自分で思ってるだけかもしれないけど、なんか深く突っ込めない。聞いてもいいんだろうけど、（間）なんかこう、なんとなくこう、家のなかのことって聞きづらい」と答える。

このように、どの住民も保健師として関わらなくてはならない状況になる可能性があることがストレスになっており、ミキさんは、個人的な付き合いがある住民に保健師として接するストレスを感じないためには、住民とは適度な距離を保たなくてはならないと考えるようになっている。

個人的に親しい住民の家族

ミキさんは「深く関わりすぎてしまうと、何かのケースで、その家族と関わらなきゃいけない時に、すごくやりづらい」と語り、事例cについて話す。

ミキさんには個人的に親しく付き合う、ある高齢女性がいる。その高齢女性は日頃からミキさんに野菜をくれるなどミキさんのことを気にかけてくれるが、その家族には支援が必要な孫がいる（事例c）。ミキさんは事例cの対象者に対して既に個別支援を行っているが、対象者本人の疾患への理解が乏しいことから支援の難しい対象者であった。対象者の母親は「本人に任せている」と関わることを諦めてしまっていた。ミキさんは、高齢女性と日頃から付き合いがあるものの、支援が必要な孫のことについては一切触れられずにいて、それが一つのストレスにもなっていた。

（高齢女性に対して）色んな問題を抱えてるけど、何かそこが、やっぱり深くは（間）聞けないですね。聞いても全然良いと思うんですけど、もうちょっとしたら。（間）うーん。ちょっとその時を待っているじゃないけど。［2］

ミキさんは、日頃一住民として付き合いがある高齢女性に対して「やっぱり深くは聞けない」。「聞いても全然良いと思う」が、「もうちょっとしたら」「ちょっとその時を待っている」と、いずれは聞きたいが今は難しいと語り、介入するタイミングを見計らっている。筆者が「もしも、親しくなかったら行けてたかも？」と訊ねると、少し考えてから「うーん、そうですねえ、親しく、親しくなかったとしても、そこ難しいな」［2］と否定し、次のように語った。

（事例cについて）んーと、診療所から聞く情報だから、やっぱり何だろう、私がそこに、その家族から聞いた話じゃないから、診療所で、そういうふうに健康問題で、なってる話であって、やっぱりそこから筒抜けでこっちに入って来てる事を、触れない。うん、何となく。（中略）だから、うーん、何となくはきっと他の人も、村の住民の人も分かってることだけど、やっぱりそうねえ、細かい情報は診療所から入ってくるけど、やっぱり、こういう事なんですか、大丈夫ですかっていう風には、やっぱり、そこは行けないですね。（中略）どうして知ってるの？っていう風に思われるのも嫌だし、ちょっとそこからの介入じゃなくて、そのなんだろうな、中心となるそのお嫁さんというか、その息子さん（孫）とか、がまあ家族を全部支えてる所があるから、まその人の体調どうかなって心配する所から入った方が、入りやすいのかなって所はあるんですけど。あと、介護。一回に、おばあちゃん大丈夫ですかっていう風に入った事はあったけど。［2］

ちょっと精神の先生とのやりとりもあるけれど、何かそのお嫁さん、お母さんは、「まあ息子の事は息子に任せてるから」って言う感じだし、まあうーん、親が言っても聞かないから、親も諦めちゃってるんですね、まあそこら辺の本心はまだちゃんとは聞けてないけど、うーん、まあ（間）、今までは本人だけ、本人と私と、まあ精神科の先生が来た時に面談するぐらいだったけど、少しちょっと、そこに親も入れてもいいのかなっていう風には思ってますね。まだそこには入ってなくて。うん。［2］

だから、彼が親を支えていく状況になった時に、彼は支えられない。親が弱っていったときに。（間）ちょっと心配だな、っていう、先々の事がね見えてますけど。うーん。家族も今の状況で良しとはしていないけど、まあそれなりの生活が出来てるから、まあ、言ってもしょうがないと思って、目をつぶっているでしょうけどね。［2］

仲良くなったから入るのが躊躇するって訳じゃないけど。（間）自分の中でどこから焦点当てればいいのかちょっと迷っている段階でもあるけど。（間）ご主人なのかお婆ちゃんなのか息子なのか。（間）そのキーパーソンのお嫁さんにね確認してみて、私が入るべき介入の所をもうちょっと探る必要が有るんですけど。（間）［2］

ミキさんは「深く関わりすぎてしまうと」その家族と関わらなきゃいけない時に「すごくやりづらい」と語っていたが、具体的に事例cについて語った後に、筆者が親しくなかったら介入できるのかと問いかけると、親しい、親しくないにかかわらず「そこ難しいな」と答える。その理由についてミキさんは、自分が持っている情報が「その家族から聞いた話」ではなく、「診療所から」聞いた「情報」だからであると語る。診療所から情報を入手しなくても、事例cについては村民であれば誰でも分かっていることではあるが、ミキさんは「こういう事なんですか、大丈夫ですか」と介入することは出来ないと語る。それよりも、接点がある高齢女性本人の体調を気遣う支援であれば出来るという。

ミキさんが介入したいと考えている相手は孫の母親（高齢女性にとっては嫁）である。ミキさんは精神科医による個別面談で孫本人と接する機会はあるが、孫の性格的傾向のためにコミュニケーションがうまく取れていない。母親は「まあ息子の事は息子に任せてるから」と「親が言っても聞かないから、親も諦めちゃって」いる状況である。ミキさんは母親について「まあそこら辺の本心はまだちゃんとは聞けてないけど」と語る。

ミキさんが事例cについて考える今後の課題は、「親が弱っていったときに」孫が「親を支え」なければならないが、現在の孫では「支えられない」ことである。ミキさんには「先々の事」が「見えて」いるし、「家族も今の状況で良しとはしていない」が、「それなりの生活が出来てるから、まあ、言ってもしょうがないと思って、目をつぶっている」状況である。

ミキさんが事例cについて感じていることは、一回目のインタビューから登場する事例aと類似している。類似している点は、介入したい本人（事例cでは嫁）は家族（孫）の支援について長年の積み重ねで諦めてしまっていること、ミキさんが気にかけている課題が親の介護が必要になるときなど長期的視点に立ったものであることである。異なる点としては、家族の一人は日常的にミキさんと個人的接点があり親しいことである。事例cを語り始めたときには、住民と親しくなると、いざ家族に介入するときに辛くなると語っていたが、事例cについて詳しく話した後は、ミキさんは「仲良くなったから入るのが躊躇するって訳じゃない」と、発言に変化があった。そして「自分の中でどこから焦点当てればいいのかちょっと迷っている段階」であることや「私が入るべき介入の所を（中略）探る必要」があると語り、住民と親しくなることと家族への介入の難しさは区別された。

このように、気にかかる現象と感情として、個人的な付き合いがある住民の家族に支援対象者がいるのにそのことに触れられないストレスがあったが、気にかかる現象について保健師の考えを確認する筆者の問いかけにより、個人的に親しくしている住民だからその家族のことが触れられないことがストレスなのではなく、情報源が診療所であることと、キーパーソンへの介入の糸口が見出せていないことがストレスであったことに気付くことができた。

新参者は注視されている

ミキさんは前項からの流れで、筆者に「仲がいいから躊躇しちゃうことありましたか？」と質問した。筆者から、島内の診療所をかかりつけ医にしていない住民が、食事療法が必要になったことを噂で知ったケースについて、何も知らない振りしてその住民宅へ遊びにいき「何か大変な事ありませんか、私も保健師なので聞けるところが有ると思う」と切り出したというエピソードを聞いた後、ミキさんは次のように語った。

そうか。私それを聞いて、自分はちょっと、その一歩が足りない。なんだろうな、もっと踏み込めば良いんじゃんって、今は思えるんですけど、最初来たときは、あの、怖かった。やっぱり皆、新参者が来たっていう目で見るし、あの、どんな人かなって様子を伺ってるから、やっぱり来てね、あの、色々聞くんですね。「最初は皆たかってくるけど、こういう人だと分かったら、サーって引くよ」と言われて（笑）怖い！　と思って。最初にそういうのを聞いたりとかすると、ああ、そうなんだって思って。［2］

ミキさんは「最初来たときは」皆が「新参者が来たっていう目で見」て、「どんな人か」と「様子を伺って」いることが「怖かった」と語る。そう思うようになったのは、診療所職員から「最初は皆たかってくるけど、こういう人だと分かったら、サーって引くよ」と聞いたからである。ミキさん自身は「最初にそういう」「島の掟」［2］を聞いたことで、気を付けないといけないと思えるようになった。

このように、ミキさんは、住民は新参者である自分を注視していることを知ったことで踏み込んだ介入ができなくなっていたが、他の離島保健師が積極的に住民に関わった方法を聞いたことがきっかけとなり、自分が何を怖がっていたのかに気づいた。

住民からの不信感

住民は新参者である自分を注視していることについて「やっぱりその島の掟じゃないけど、それは聞いといて良かったなと思いました」［2］と言い、さらに続けて語った。

やっぱり診療所で働いてたから、個人情報もそれなりに扱うものが扱うものだし、それはホントに気を付けなきゃなと思いますね。この前、全然話違うんですけど、診療所に島出身の娘さんが、ちょっと派遣で入ったんですね、島育ちの。で、やっぱり、中には、そこで働かれることによって、情報持ち帰って、その親にね、あの人こうだったよって、喋られるんじゃないかとか、やっぱり島の人にはそういう所にはいて欲しくないみたいな人も居たりして、あ、だから、島の人だから、「帰って来て（くれて）ありがとう、みてくれるんだね」って言う訳じゃないんだなって言うのもあって、信頼される情報管理って難しいと思いましたね。［2］

でほら、そこの家族は、あそこの家族と仲がいいから、話が横に漏れるんじゃないかとか、やっぱり、そこまで考える訳ですね。だから、仲、ああ、あの人はあそこと仲がいいってなると、やきもちじゃないけど、そっちにも話が行くだろうなとかそう言う心配までしちゃう。この狭さって言うかね。それが島の文化の一つなんですけどね。［2］

そういう親戚の付き合いが、A島は〇〇制度（※）と言って、それがやっぱりまあ、深く関わるから親戚みたいなふうにつながっていくわけですね。だから、みんながみんな繋がっているんだけど。（※A島に古くからある子守制度。生まれた子どもの子守を他家の年長児に頼む。

子守になってもらった人には親以上の恩があると言われ、生涯に渡って上下関係のある強いつながりを保つ。）［2］

個人情報の話として、ミキさんは島出身者の看護師が派遣で診療所に来た話をする。島内出身者の看護師に対して「帰って来て（くれて）ありがとう」と皆が歓迎するわけではないことに驚く。ミキさんは、診療所で知り得た情報を看護師が自宅で親に「あの人こうだったよ」と「喋られるんじゃないか」と心配する住民や「そういう所にはいて欲しくない」と言う住民も目の当たりにして、「信頼される情報管理って難しい」と感じる。

特にA島には○○制度という、血縁とは無関係に生涯に渡る上下関係とつながりを保つ子守制度がある。誰が誰の子守であったかは住民であれば周知の事実であり、そのため「そこの家族は、あそこの家族と仲がいい」というのが分かる。そういった仲のよさから、個人情報まで話されてしまうということを住民は心配しており、人の秘密は守られないという不信感が根強くある。

このように、ミキさんは、島内出身専門職に対する守秘義務に対する不信について発言する住民がいることを知ることで、気にかかる現象と感情として、専門職が職務上知り得た秘密を家庭に帰れば話してしまうのではないかという不信感を住民が持っていることへの緊張も抱くようになる。住民がそのような不信感を抱く背景について、家族以上のつながりを作り出す島独自の制度があることを踏まえ、ミキさんは、信頼される情報管理は難しいと考えるようになった。

（3）【住民は島外から来る専門職を信頼して相談するが、島外から来る専門職はただ話を聞いて持ち帰るだけで何かをしてくれるわけではない】を発端とする経験

ミキさんは事例ａについての語りのなかで島外から来る非常勤保健師について語っている。Ａ村では常勤保健師がいなかったため、非常勤保健師を雇用し、月に数日来島してもらい、保健事業や個別支援を実施してもらっていた。非常勤保健師は県を退職したベテラン期保健師で、同じ保健師が一〇年近く非常勤保健師として継続してＡ村に関わっていた。

（事例ａについて）多分お兄さん（長男）も、なかなかこっちのきょうだいにこう介入できない辛さもあるんだろうなとは思っているんですけれど。そこはお兄さんと喋ってもいないので分からない所ではあるんですけど。【1】

（事例ａについて）非常勤の保健師がずっと居たので、その人たちからいろいろ話を聞いたりとか、あと、精神科の先生がもう一〇年近く、毎年、年六回来てくれていて、そこの宿に非常勤の保健師さんとドクターは泊まってて、まあ島、島外の人だったらその人たちがいろいろ相談できるって言うのもあって。【1】

（事例ａについて）（島外から来る専門職は）ただ話を聞いて持ち帰ってくれる。中には残らないというところで、その人たちには色々言えるのかなと思うんですけど。でも、その人たちに

言ったからって、何かねやってくれるっていう訳ではないから。ま、こっちとしては後処理に追われるみたいな所があって。（中略）こうしなさい、ああしなさいと言うだけで、何だろ（間）うーん、ま実際に動くのは、ね、残された人達だから。そこのこの温度差みたいなものは有るのかなと思いますね。まああと、そこまでの信頼関係に達していない、私とそこの対象者の家族が、とは思います。この非常勤保健師とそこの家族は、まあ、いろいろ相談できても、私と家族がそこまで達していないかなとは思います。　［1］

ミキさんは「多分お兄さんも、なかなかこっちのきょうだいにこう介入できない辛さもあるんだろう」と慮るが、「そこはお兄さんと喋ってもいないので分からない所ではある」と語る。事例aでは、前述の通り、ミキさんは長男に働きかけるのを躊躇しているため、ミキさんが持つこの家族に関する情報は「非常勤保健師」らから聞いたものであり、その情報から自分が思い巡らしたことが実際はどうなのかを長男本人に確認することもできない。

ミキさんにとっては少し距離を感じる長男は、「島外」から来る非常勤保健師や精神科医師には相談をしている。ミキさんは、長男が「その人たちには色々言える」のは「（島の）中には残らない」からであると考える。この時点でミキさんにとって「島外の人」は「ただ話を聞いて持ち帰」るだけの存在である。住民が「その人たちに言ったからって、何かねやってくれるっていう訳ではな」く、「実際に動くのは」「残された」島内専門職であり、島外の人は「こうしなさい、ああしなさいと言うだけで」ある。それをミキさんは「後処理」と表現する。そして「島外の人」と「残された人達」との間には「温度差みたいなもの」があると語る。ミキさんは「島外の人」と「残された」自分との間に何らかの隔たりを感じている。さらにミキさんは、自分と「そこの対象者の家族」は「そこまでの信頼関係に達していない」と付け加える。「この非常勤保健師とそこの家族は、まあ、いろいろ相談できても、私と家族がそこまで達していない」と言い直す。ミキさんにとって、家族が「相談でき」るのは「信頼関係」があるからこそであり、ミキさんはその家族から相談してもらえるような信頼関係にはまだ到達できていないのである。

このように、島内専門職に距離を置く住民でも島外から来る専門職には相談をしているという状況から、ミキさんは、住民との信頼関係が構築出来ているかを住民が相談してくれるかどうかで評価しており、島外から来る専門職と自分を比較し、自分は島外から来る専門職のような信頼関係を築けていないと評価した。また、島外から来る保健師から非常勤保健師不在中のことについて指示されるが、残された自分は島外から来る非常勤保健師の後処理に追われると考える。ミキさんにとって得られるものはないことから【住民は島外から来る専門職を信頼して相談するが、島外から来る専門職はただ話を聞いて持ち帰るだけで何かをしてくれるわけではない】ということが気にかかる現象と感情になっていた。

歯科衛生士に気づかされる

去年はやっぱり自分は、「あの非常勤の保健師達、まったく、来ても何にもやってくれない」みたいな悶々とした気持ちでいて、何か、ね、聞くだけ聞いて去ってって、何にも（間）なんないんじゃないかなって、ちょっと否定的な気持ちで見てたんですね。でも、やっぱり今年に入ってからは、自分の気持ちも少し考え方が変わったから、やっぱりうまく、ね、職場の、自分が見れない人達を、うまく仕向けて流して、そっちに話を聞いてもらえるように使えば良いなあと思って。［1］

非常勤保健師についてミキさんは、去年までは「聞くだけ聞いて去って」しまい、「何にもなんない」と「否定的な気持ちで見て」いたが、「やっぱり今年に入ってからは、自分の気持ちも少し考え方が変わった」と語る。なにがミキさんの考え方を変えたのか？　この語りの前に、ミキさんは歯科衛生士の話をしている。

保健師活動をこう分かってくれる人って、やっぱり、なかなか事務の人とか住民の人もそうだけど、何やってんだろうって言う漠然とした思いだと思うんですけど。あ今話しててちょっと思ったのが、今年度から私、介護予防事業を始めて、あのとある保健所の紹介で歯科衛生士さんを紹介してもらって。［1］

何かその人（歯科衛生士）と会った時に、「あんたこんな素敵な所で保健師活動やってるの!?すごい幸せね!!」って言われて、私そうなのかなって。自分でそう思わなかったけど、「こんな所、素敵な場所で自分の保健活動をして予防的な介入を出来て、予防的な介入をあなたがやれるって事はすぐ染み渡って良いじゃない」って言われたんですよ。「ちょっと発信すればすぐに介入出来るんだから、素敵、素敵」って言われて（笑）、でもそうなのかなって自分では何となく、ふうんと言う感じだったんですけど。でも何か、思えば、そういう風に言われたことがすごい嬉しかったと言うか、こんな素敵なとこで働けるってなかなか無いわよって言われて、あっそうなんだって、思えて。今ちょっと振り返って、フラッシュバックじゃないけど、ああ、あん時ちょっと嬉しかったかも、って思ったことが、うーん、ちょっと一ヶ月間ぐらい元気でした（笑）。［1］

あの人（歯科衛生士）に会えてよかったなって思って。それは専門職としてはもう尊敬して色々教わったけど、人間味あふれる人に何かこう会えて、自分のこの保健師って言う仕事を褒めてもらったたって言うか（笑）（中略）そういう風に共感してもらった。あとその人からも学べた。こういう事を発信していけば、良いんじゃないと言うアイデアを色々もらえたし。なかなか一人だとそういう事をね言ってもらったりする事が無いから、すごく新鮮だったし。［1］

なんかスゴイ素敵だなと思って。（中略）まあそういう島外の人をうまく利用するのも、あ、スゴイ良いことだなってちょっと思った経験でしたね。［1］

ミキさんはこれまでに「やっぱり共感してくれる人が居ないと、なかなか一人だけ暴走しちゃうと何かね、すごく、やりづらさがまあでちゃう」［1］、「誰かに共感して欲しいって思いは一緒」［1］と、共感してくれる人の存在の重要性を語っている。保健事業の講師として歯科衛生士に島外から来てもらい、この歯科衛生士に「自分の保健活動」で「予防的な介入」が出来て

「すぐ」に地域に「染み渡って良い」や「ちょっと発信すればすぐに介入出来る」ことが「素敵」と、A島で保健師活動が出来る素晴らしさを言語化して褒めてもらう経験をし、これをミキさんは「共感してもらった」ことが「嬉しかった」と語る。そして、そこからミキさんは「島外の人をうまく利用する」のはすごく「良いことだ」という気付きを得ることが出来た。

このように、ミキさんは、島外から来る専門職に島での活動のよさを言語化してもらえたことがきっかけとなり、島外から来る専門職を活用するよさに気付くことができた。

島外専門職を利用する

でもやっぱり限られた資源しかないから、やっぱりそれを切っちゃうと言うのは、ちょっとその先々不安。自分がずっと居る訳じゃないし、うーん、そういう風に考えると何かをつないでおきたい気持ちって言うのは有りますよね。で、プラス自分が全てパーフェクトにできるとも思っていないし、あの、だから出来ない事をうまく、限られた資源の中で、あの、橋渡ししながら、流していくって言うやり方で、いいんだなって、自分の中ですとんと分かって。［1］

上手く人を使えば良いんだなって（笑）そしたら楽だし。うーん。自分がそう言う、何だろう、こうしたいけど、ちょっと私だと相談には乗れないからちょっと乗って欲しいんですって、いう相談することで自分の気持ちも楽になると言うか。うん。ね、心理士さんが来たとき、ちょっと子供を見つつも、ちょっとあそこの保育士さん少し落ち込んでいるから、時間が有ったら聞いて欲しいって言えば、あの、話を聞いてもらって、ちょっとこうだったわよ、って言うね、フィードバックが有れば、何だろうな、自分もちょっと安心するし、相談した側も気持ちが楽になっているんだろうなって考えれば、まあ、記録にも残ってないし、別に、何だろうな、目に見えて何か変化したという訳ではないけど、何かに繋がっていていれたっていう事は、それはそれで良かったなっていう風に思えたから。うん。（間）ねえ。自分の力がたりなくてホント申し分けないなとは思うんですけど。そうしていかないと自分自身、同じこの狭い中に住んでいるから、うん、そこはやっぱり出来ることと出来ない事が、できちゃいますよね。特に同僚とか。［1］

ミキさんは、自分が「出来ない事を」「限られた資源の中で」「橋渡ししながら、流していくって言うやり方で、いい」ということが「自分の中ですとんと分かって」と語る。そして、自分が出来ないこととして、「職場の同僚や、保健師としても母親としても関わっている人々」［1］を「自分が見れない人達」［1］として挙げる。そのような人々への支援が「出来ない」のは、ミキさんが「自分自身、同じこの狭い中に住んでいる」ためであると語る。そのような人々への支援について「私だと相談には乗れないからちょっと乗って欲し」いと自分から依頼することでミキさんの「気持ちも楽になる」。

歯科衛生士との出会いにより、ミキさんは「島外の人をうまく利用する」ことがすごく「良いこと」と考えられるようになる。事例aでの長男に対する支援も、同僚らに対する支援でも、支援の中身がミキさんには見えないことは変わらない。異なるのは、事例aでは、長男は「コミュニケーションをとって（中略）支援をしたほうがよい」［1］と語るように、ミキさん自身が〝支援したい〟と考えている人であるが、同僚などはミキさんにとっては〝支援できない〟人であるという違いである。「自分が見れない人達を、うまく仕向けて流して、そっちに話を聞いてもらえるように使えば良い」と語るとおり、ミキさんが島に「住んでいる」がゆえに支援できない人々に関わってもらえるよう管理することでミキさんは「気持ちも楽に」なるといえる。島外から来る専門職がこのような形で活動してもらえるようにすることが「対象者の為」［1］にもなり、同時にミキさんにとって「自分が行き詰らない為」［1］にもなる。

また「でもやっぱり限られた資源しかないから、やっぱりそれを切っちゃうと言うのは、ちょっとその先々不安」と語るように、島外から専門職を呼び実施している事業について、ミキさんは今の自分にその有用性が見いだせなくても廃止してしまうことはできないとも考えていた。

このように、ミキさんは、自分が保健師として未熟であること、自分が辞める可能性もあることや、役場職員など自分には見られない人々がいることから、今の自分にその有用性が見いだせなくても既存の保健事業を廃止することは不安という考えや、自分には出来ることと出来ないことがあると認めるという思考を経て、島内居住している自分には関わりにくい役場職員への支援は島外から来る専門職に分担してもらうという信念の形成に至っていた。

一緒に勉強していく

インタビュー二回目の後に、A村に長く関わってきた島外から招いていた非常勤保健師が交代した。後任の非常勤保健師は、県を退職したばかりの保健師であり、A村を管轄する保健所保健師としてA村に関わったことがある保健師であった。

やっぱり島外からの支援っていうのは、こういう小規模なところは特に必要だなって。そこで保健師はやっぱりコーディネート、いろんなところにつなげてあげたり、もちろんここで一緒に、あの、支援することもあるけど、うん、逆にそういう人たちが入ることで、住民の方も島外から来た人だからこうね、ぽろっと言えることもあるから、そういうのを積極的に場をつくるというか、そういうのも一つの方法だなって。自分が全部ね、請け負って解決しようとは思わないで、そういう人に積極的に投げていって、自分もそこで一緒に勉強していくような方法が、うん、自分には合ってるっていうか、私は。全部自分がやろうと思うとつぶれちゃうから。［3］

ミキさんは一回目のインタビューで、島内居住している自分には関わりにくい役場職員への支援は島外から来る専門職に分担してもらうという信念の形成に至っていた。

三回目のインタビュー時点でも、「住民の方も島外から来た人だからこうね、ぽろっと言えることもあるから、そういうのを積極的に場をつくるというか、そういうのも一つの方法だな」と語るように、島外から専門職が継続的に来ることが確保されていることで、島外から来た専門職を活用して住民が本音を言える場を作るようになっていた。またそのような、島外から来る専門職と協働して住民を支援する機会があることや、全て自分が請け負おうとするとつぶれてしまうという考えから、自分が支援できない人達を島外から来た専門職につなげる場を設け、自分もそこで一緒に勉強していくという信念が形成されていた。

非常勤保健師がロールモデルになる

非常勤の保健師さんが四月から、○○さんなんか来てくれて、そういう個別の相談等のやりとりとかね、そばで聞いてると、「ああ、すごいな」ってこう。私なんか、精神科の先生と面談入っても、横で黙ってこう聞いてあげれることしかできないし、うまい助言なんて、隣にね、ドクターがいるのにこう下手なこと言えないっていうか。でも、やっぱりその先生が言ってる視点とやっぱり保健師、非常勤の○○保健師が言ってるような視点ってやっぱり違うから。すごくそういう見方って、「あ、すごいな」って学ぶ機会が四月に入ってからあったりして。

［3］

自分がちょっと何だろうな、情に流されやすいパターンだから、冷静にこう理論的な、あのー、考えで話をしてくれる、相談とか保健事業をしてくれる保健師さんって、私にとってはすごく神のような人で、自分が冷静になれるというか。

［3］

島外から来る非常勤保健師が交代し、ミキさんは自分のタイプとは異なる「冷静にこう理論的な（中略）考えで話をしてくれる」ことや「相談とか保健事業をしてくれる保健師」に出会えたことにより、「自分が冷静になれる」と語った。具体的には、医師、保健師が同席する「個別の相談等のやりとり」を「そばで聞」くようになり、医師の視点と保健師の視点とは違っていることを目の当たりにし、保健師としての見方が分かるようになった。ミキさんは一回目のインタビューで、日頃から情報共有している診療所医師に対する対象者の反応を物差しにして、自分の活動は妥当であると判断するという経験をしている。三回目のインタビューでは、ミキさんにとって非常勤保健師がロールモデルとなっている。

このように、非常勤保健師が〝保健師〟としての視点で支援をする実際を見ることや、協働する保健師が自分に対して論理的に話をしてくれるということをきっかけに、ミキさんは、保健師としての視点や支援方法が分かるようになった。

島外から来る人の視点を活かす

なんか成果を（間）成果が見えないからこそ、そういうやっぱり島外から来た人たちに、人たちってすごく分かりやすいじゃないですか。「なんかこの前と違う」とか。そういう視点を持ってきてもらえると、やっぱいいなと。［3］

何かしら島だけの中で終わらせるんじゃなくって、外から来た人たちをうまく利用しないと、（間）うん、保健師もつぶれるし、その事業がなんかこう、少ない人数の中で、私は一人だけだけど、ほかの島なんか二人、三人いたとしても、やっぱりこう深まりが少なくなってしまうというのは良くないことなので、その事業に対して、あのー、客観的な視点で評価する視野っていうのは、やっぱりそういうことが、継続性にもつながるし、うん。自分のね、やりがいにもつながるから、やっぱり、そういうのがないと、うーん、（間）駄目かなって思いましたね。［3］

自分の振り返りにもなるし。そういうのがないと、やってて良かったのか悪かったのかっていうことが分からないままやってる恐ろしさっていうか。大きい自治体だったら、やっぱりいろんな関係機関といろんなやりとり、会議、連絡会、カンファレンスがあって当然だと思うんですけど、そういうのがね、どうしても限られてしまう中で、やらざるを得ないというときに、うーん（間）やっぱり長くいることの弊害もあるから、思い込みとか、なあなあになったりとか、ね。そういうのはやっぱり（間）良くないっていうかね。うん。誰に対しても公平にあり続けるというか、その気持ちの持ち方っていうのが、やっぱり、折れちゃいますよね。［3］

ミキさんは、自分が全部「請け負って解決しようとは思わない」で島外から来る専門職をうまく利用したほうがよいと考えていて、活用する目的を語った。

まず「成果が見えないからこそ、そういうやっぱり島外から来た人たちに、人たちってすごく分かりやすいじゃないですか。『なんかこの前と違う』とか。そういう視点を持ってきてもらえると、やっぱいい」と語るように、島外から来る専門職は間隔を空けて来るために、島内居住者には捉えにくい変化に気付くことができる。また、「その事業がなんかこう、少ない人数の中で

（中略）やっぱりこう深まりが少なくなってしまうというのは良くない」と語るように、保健師が自分一人では保健事業に深みがなくなってしまう。これらを防ぐために、島内者には捉えにくい対象の変化を捉える視点を島外から来る専門職から得ることや、保健事業を客観的に評価する支援を得て事業を改善し継続することを考えるようになっていた。

ミキさんは、島内居住保健師は長くいると、思い込みや「なあなあ」になることや、公平であり続ける気持ちが折れるやすくなると考える。また「やってて良かったのか悪かったのかっていうことが分からないままやってる恐ろしさ」と語るように、ミキさんは、自分の看護実践の評価が出来ないまま続ける恐ろしさを感じていた。

こういった状況がある中で、ミキさんにとっては、島外から来る専門職の客観的な視点を得て評価できることで、事業に深みを持たせ継続性を高めることができ、それが、保健師としてやりがいを感じることにもつながっていた。これらのことから、島外から来る専門職との接点を活かし自分の活動を客観的に振り返ることで、専門職が島内に長期間居住することで生じる弊害を防ぐという信念が形成されたといえる。

（4）【住民にアプローチするための地域内のネットワークを捉える難しさ】を発端とする経験

ミキさんは保健事業の展開に関しては二回目のインタビューでのみ語っていた。直前に保健師としての看護実践能力の到達度の自己評価をつけたことで想起され、自己評価をつけてすぐに語った内容である。

個人への関わりの方が多くて、やっぱりまだ地域全体への支援と言う所はまだ出来ていないので。(中略)地域づくりっていう所で、もっとちゃんとこうA村の健康課題とかをちゃんと、なんとなくぼやっとは分かってるけど、データ化してそれを基にちゃんとした分析は出来ていない。その国保の医療費とかそこまで、健診のデータとかそこまではちゃんとできてないから。そういうデータに基づいたちゃんとした根拠のある健康づくり、というところができてない。組織がそんなにないから。組織への関わりって言うところが、民生委員さんとかその辺止まり。まあ関係機関はもちろんやってるんですけど。住民へのアプローチってすごく難しいなって。

〔2〕

ミキさんは、インタビューの冒頭から、「個人への関わりの方が多くて、やっぱりまだ地域全体への支援」は「まだ出来ていない」と語り始める。ミキさんは、村の健康課題は「なんとなくぼやっとは分かってる」が、「データ化してそれを基にちゃんとした分析は出来ていない」。ミキさんが分析したいと考えているデータは「国保の医療費」や「健診のデータ」などである。「データに基づいたちゃんとした根拠のある健康づくり」が出来ない理由として、ミキさんは「組織」があまりないことを理由としてあげている。ミキさんがこれまで関わってきた「組織」は、個人への支援で連携した「民生委員」や「関係機関」であった。そのような状況から、ミキさんは「住民へのアプローチってすごく難しい」と語る。つまり、ミキさんは「個人」への支援から

「地域全体」にアプローチすることに目を向け始めた。そして、住民全体への支援には「組織」を活用する必要性に気付いたが、これまでミキさんが関わってきた「組織」は個人への支援には役立つが、地域の健康づくりとの関連は見出せない。そのため、ミキさんは、地域内の生活集団をどのように捉えたらよいのか困難を感じている。

　このように、保健師としての看護実践能力の到達度の自己評価をつけたことが、自分が「まだ出来ていない」と思うことを想起し、自己評価するきっかけとなっていた。この時点でミキさんは、医療費や健診データなどのデータ分析に基づいた村の健康課題の明確化が出来ていないこと、データ分析に基づいた根拠のある健康づくりは出来ていないこと、組織を把握し、組織を活用した活動ができていないことを振り返ることにつながっていた。つまり、自身の活動を振り返り実施できていない看護実践に気付くことが出来たといえる。

栄養講座に参加者がいない

住民へのアプローチってすごく難しいなって。（中略）どこにどうアプローチすればいいかとか。（問）なんでそう思ったのかって言うと、住民健診の結果がこう帰ってきた後に、まあ相談会とか、今年度はミニ講座を、考えてやったけど、あの、なかなか人が集まらなかった。そういうのがあって、やっぱりこう、自分が考えたものに対してもっと住民に周知する力がきっと足りなかったろうし、誰に声かければ（笑）、あの広めてくれるのか。そういうのって、島ってあるから、ほんとそういうのが足りなかったかなぁと思ったり。うん。広報とかね、放

送だけだと駄目だって思いました。［2］

これから健康に年をとる人たちを考えると、やっぱりね、いま働き盛りの四〇代五〇代の人とかにも、ちょっとアプローチしたいなあと思ったんですけど。自分自身のその、対象というのがちゃんと明確になってなかったし、もう来れば皆みたいなとこが（笑）、ね、三〇〇人だから。ねえそう、どうスポットを当てて人を呼ぶかってすごく難しいなとは思いました。［2］

やっぱり、その地域づくりというところがすごく難しいなって。うん。三〇〇人だからこそ（笑）集まらない。うん、そう。ねえ。一〇人ぐらい来てくれればと思ったけどやっぱりね。それでもやっぱり一〇人でも大変なんだなって思いました。［2］

栄養って幅広いから。今回高血圧の対策として減塩の方法を教えてくれる、あのー、講座を作ったけど、（間）うーん、なんだろう、もっと主婦層なんかにも声をかければ良かったなとか。うん。料理を作るのはやっぱり島のね、女性たちが多いから。［2］

ミキさんが「住民へのアプローチってすごく難しい」と思ったきっかけは、住民健診結果説明会時に開催した栄養講座に参加者がいなかったことである。参加者が集まらなかったのは「広報とかね、放送だけだと駄目」で、自分には「住民に周知する力」が足りなかったからだと考えている。ミキさんは、この島ではある人の言動が他の住民の行動に影響することは理解しているが、健康づくりに関して「広めてくれる」人が誰だかは分からない。つまり、ミキさんは地域全体へのアプローチをするにあたり、広報などではなく「広めてくれる」人を活用することが、この島だからこそ必要と考えている。

ミキさんは栄養講座に人が来なかった原因として、開催するにあたり「四〇代五〇代の人」などアプローチする対象を明確にしていなかったことに気付く。対象を明確にしていなかった理由として、ミキさんは「もう来れば皆みたいなとこが（笑）」と、〝来てくれた人〟が対象だと考えていたと語る。しかし誰も来なかったことで、来てくれた人が対象という考え方ではなく、保健師が来てもらいたい人を考える必要があったことに気付く。そして、全人口が三〇〇人であっても、その中で焦点をあてる人々を決め、その人々にいかに周知するかを意識し始めたということになる。

このように、広報や防災無線など周知方法として役場で使用する一般的な周知方法は用いたが、自分が企画した保健事業に住民が参加しなかったことをきっかけに、さらに村では口コミが有効な文化であることを踏まえたことで、ミキさんは、保健事業に参加して欲しい人々を事前に明確にしておく必要性やその人々に届く周知方法を用いる必要性に気付くことができた。

一年目と二年目

私もいっぱいいっぱいで、そんときので。でもやっぱり毎年やるごとに、次はこうしてみようって考える時に、前年度の参加率とか、そう言うデータに基づいた振り返りもしていかなきゃなと思って。一年目、二年目って、やはり一年目はもう怒涛のように、あるものをこなしていく。（笑）二年目は何があるのかな、何となく分かって来て、とりあえず、前年度プラスまあ自分が考えたものをやったけど。良いものもあれば、住民健診みたいにゼロみたいなものもあるから、何かねそこでちょっと、ガックシきちゃったところもあるし、ま、それは振り返りをちゃんとして、何が悪かったのか良かったのかっていうのは、出していかなきゃなとは思ってて。［2］

何か私もその、一年目にもうただ目の前にあることだけこなして、二年目はやっぱり思いつきなんですよね。あ、これやろうって言うのが。だから、何となく勢いの部分に行っちゃって、本当、まあもちろんこの企画とかそう言うものちゃんと作ってないし、自分の中でぼんやりしてたから、結果、なんだろう、明確な結果の目標出来てない、立ってないから、何か変にゼロだったガックシ、それだけで終わっちゃって、何が悪かったんだろうって、模索して終わっちゃった所なんですけど、やっぱりちゃんとした最初の所が無いと振り返れない。［2］

数値目標を出すにしても、やっぱり分母が少ないだけにちょっと立て辛かったりもする。（中略）でも、何だろう、そのデータだけで見れない部分も小規模離島だとどうしても、あるというか、分母が少ないだけに。［2］

ミキさんは保健事業について、一年目は「怒涛のように、（目の前に）あるものをこなしてい」き、二年目は「何となく分かって来て」、「前年度」に実施したことに追加して「自分が考えたものを」「思いつきで」実施したと語る。そしてそれらを振り返り「何となく勢いの部分」があったと表現する。それが、参加者が〇名であった保健事業をきっかけに、「参加率」など「データに基づいた振り返りもしていかなきゃ」と「振り返り」の必要性に気付いたことを語る。そして「自分の中でぼんやりして」いて、明確な「目標（が）出来てない」ことから、「やっぱりちゃんとした最初の所が無いと振り返れない」と、対象や目標の明確化など保健事業の展開の最初にあたる企画段階の検討の重要性に気付く。しかし、A村は人口が少なく、分母が少ないときの数値目標の難しさや、数値だけでは捉えられない部分があると語り、ミキさんは数的データについて自分がどのように取り組めばよいのか方法は見出せていない。

このように、自分が企画した保健事業に住民が参加しなかったことをきっかけに、自分が保健事業を勢いだけで実施してきたことを振り返ることで、保健事業の目標を明確にしないと振り返りも出来ないことに気付くことが出来た。

（5）【自分の本当の気持ちを言っても安全な場所や相手はいない】を発端とする経験

やっぱ最初はその家族（事例a）に対しても、何でこうして欲しいんだろう、あ、してくれないだろう、もっとこうして欲しいっていう気持ちだけ動いていたけど、やっぱりその家族の辛さって言うのも、やっぱり汲み取ろうとすれば、大変だよなと思えるし、うーん。やっぱり自分も島に住んで、あの、苦しい事とか、あの、息詰まることもやっぱりあるので、あの、きっと皆もそうなのかな？って思えば、気持ちが楽って言うか。うん。ま自分、だから、どっかに、自分のこの憤りをブツケることは出来ないから、言っちゃうとやっぱりね、個人の事だし、あの、役場の人が言うとなっちゃうと困っちゃうので、ある特定の人、まあ診療所の人とか、ま、そういうところ、あと〇〇課（ミキさん所属課）長とか、にしか、言わないようにはしてるんですけど、それでさえも何か、そりゃ仕事のことを報告するけど、やっぱり自分の本当の気持ちを、はけさせる所ってなかなか無い。そこはちょっと今でも苦しい、かな。うん。でも、切り替えはできているので、だから、うん（涙声）割り切って、います。［1］

誰かにやっぱり頼りたい気持ちは誰しもあるので、誰かいてくれたらなあっと言う思いはあるんですけど。うーん。まあだからたまに、こう非常勤とか〇〇島（隣島）の保健師さん（保健所保健師）が来てくれるぐらいが、ね、丁度いいのかなっと（笑）、思っています。［1］

でもやっぱり人間だから、ねえ、なんだろう、ほんとの事言いたいと皆思うし、誰かには言っているのかもしれないけど、誰かを中傷するようなやり方をしちゃうと、あんまり良くないんだろうと思いますね。［1］

ミキさんは、人間であれば誰でも「誰かに（中略）頼りたい気持ち」がある、「ほんとの事言いたい」、「誰かに共感して欲しい」［1］と思うものだと語る。しかし、ミキさんは自分は「役場の人」だから、個人に対して感じる「憤り」を誰かに言うことは「出来ない」。「診療所の人」や「課長」等「特定の人」に話しはしてもそれは業務報告の範囲であり、「自分の本当の気持ち」を言っても大丈夫な所はないと語り、「そこはちょっと今でも苦しい」という。その苦しさを、ミキさんは気持ちを「切り替えはできているので」「割り切って、います」と語る。

ミキさんがこのように割り切れるようになったのは何故か。「やっぱ最初は」、その家族（事例a）に対しても「もっとこうして欲しいっていう気持ちだけ」でミキさんは「動いていた」が「やっぱりその家族の辛さ」も汲み取ろうとすると大変であると思えるようになったと語っている。それはミキさん自身も、島に住むようになり苦しい事や息詰まることがあるので、「きっと皆もそうなのかな」と、本音が言えず苦しいのは自分だけでなく住民も一緒だと思えるようになれたからである。さらに、ミキさんには、人間だから本当のことを言いたい、誰かに頼りたい、という気持ちも生まれているが、それについては、たまに島外から保健所保健師が来てくれることで、ちょうどよく解消できているのである。それらがあることで、ミキさんは、自分には役場職員という立場があり、住民個人のことを言うわけにはいかないと考え、自分の本当の気持ちは言わないと割り切ると覚悟をすることができた。

このように覚悟できたことで、ミキさんは、住民が保健師のことを信頼してよいか遠巻きに観察している間はじっと耐え、信頼してもらえるまで少しずつ実績を作りながら待つということができたのである。

本音を隠す

> ま、自分がそれを、ね、毒を吐いちゃったりしたら、良からぬ方向にこうね行っちゃったりする、恐ろしい可能性もあるので。うん、上手くそうよねーと言いながら、まったくあいつはとか本心では思いつつ。うん（間）言えば楽になると思うんですね、でもやっぱり、言って、それを聞いた周りはやっぱり動きづらくなる、じゃないですか。（間）まあ役場の中でも、ね、地域で皆、他の人達は地元の人結婚してたり、色んな繋がりがあるから。うーん、ま、怖いという訳じゃないけど、気を付けなきゃなって思いますね。［1］

ミキさんは自分の本当の気持ちを言えたら「楽になると思う」が、もしかすると「良からぬ方向に」行ってしまうという「恐ろしい可能性もある」と考え、自分の本当の気持ちのことを「毒」と表現する。ミキさんの一番身近にいるのは役場職員だが、役場職員同士なら話しても安心ということは無く、役場職員も「地元の人（と）結婚して」いるなど「色んな繋がりがある」ので、「良からぬ方向に」いく「恐ろしい可能性」は同じようにある。ミキさんはそれを「怖いという訳じゃない」が「気を付けなきゃ」と語る。こうしてミキさんは、自分の仕事仲間である役場職員にさえも自分の本当の気持ちや感情を表出することが出来ず、毒を体内に抱えたまま働き続けることになる。

さらに、自分からの話を聞いた相手は、聞いたことで「動きづらくなる」こともあると相手を気遣う。「聞いた周りはやっぱり動きづらくなる」と「やっぱり」をつけて語るのは、ミキさん自身が聞いたことで動きづらくなったことがあるからである。

このように、ミキさんは、役場職員も地元の人と結婚するなど深いつながりがあることで、たとえ同僚でも自分の本当の気持ちを言ったらよからぬ方向に行ってしまうかもしれないと考える。さらに、自分の本当の気持ちを聞かされた相手も動きにくくなり困るだろうと考えるようになり、役場職員にも自分の本当の気持ちを言わないように気をつけるようになった。

「仲よさそうに」生活する

> 私がこの人はちょっと苦手だと思ってても、この人は別にそうじゃないかも知れないじゃないですか。うーん、だからそういうのを皆隠しあって、何かこうお話してるって言うか、関わっているんだろうなっていうのが少しこう、私は何か、ああ、あそこのお母さん同士は、とか、何かそう言うのが分かったから、別に自分が言われたとか、やな思いしたっていう訳ではないけど、皆そういう風に島の人達もやっているんだなっていうか。（中略）それで皆共同生活してるんだなっていう風に分かったから、あ別にそれはそれで、良いのかななんて思いましたね。
> ［1］
>
> 生きる術。うまくその思いを隠しながら、こっちの人とうまくやり、こっちの人ともうまくやり。じゃないと、こっちの人嫌いだから絶対いやという風になっちゃうと、周りもやり辛くな

るし、自分自身も生き辛くなる。島の人、あのなんかうまいなって思う。【1】

きっとほんとに、皆、島の人皆がそんな苦しさを持っているんだろうなと思います。だからこう、なんだろうな。うん、（間）一見仲よさそうに見えても、実は別に皆本心では語ってない、んで、すごく分かったから、あ、良かったと思って（笑）。その必要はないんだなって。（中略）皆そうやって生きてるんだろうなと思って。（間）やっぱり、誰かに共感して欲しいって思いは一緒なので、分かってもらいたいと言うのはあるけど。【1】

まホントに最初の一年目は自分自身って何なんだろうなって。なんか自分の本心も語れない、自分らしさも出せない、それが苦しくって、何か、うーん、居ましたね。（間）うーん、こういうもんなのかって、皆が受け入れてここで生活をしているんだなって分かれば、何かうーん、ストンと気持ちが楽になったと言うか。【1】

「私がこの人はちょっと苦手」と思う気持ちを誰かに話しても、話した相手はその人のことを苦手ではないかもしれない。「誰かに共感して欲しい」という思いや「分かってもらいたい」という気持ちはあっても、もし「こっちの人嫌いだから絶対いや」となってしまうと、「周りもやり辛くなる」し、その人自身も「生き辛くなる」。だからこそ島の人は皆、本心を「隠しあって」どの人とも「仲よさそうに」生活する。そうすることで、皆で「共同生活」することができる。

ミキさんは「最初の一年目」は「自分の本心も語れない、自分らしさも出せない」ことが苦しかったが、自分だけでなく住民も共同生活をするために本心は語らず、思いを隠していることを「皆が受け入れてここで生活しているんだ」と気付く。ミキさんは、自分だけが辛いのではなく、共同生活のために島の住民が皆そうやって生きていることが分かったことで、「ストンと気持ちが楽になった」と語る。

このように、ミキさんは、自分の本心を語れないことが苦しかったが、本心を語らず隠しあうことは共同生活を送るための住民の生きる術であることを知り、自分だけでなく住民皆が共同生活を送る上で本心を言わないことを受け入れていると分かり、気持ちが楽になった。

狭さのなかの守秘義務

あとは距離の取り方が少し分かったって言うのがあるかもしれないですね。(中略)やっぱり島にすごく溶け込みたい。あの何と言うかな、お母さん同士との仲間とも仲良くしたい、って言うのもあったけど、あのー、やっぱり自分が入り過ぎちゃうと、何だろな、良いこともいう、あるけど、やっぱり反面悪いこと、「あそことあそこが仲良いんだったら、ちょっと言えないな」とか、「保健師さんに」ってなるとすごく自分は嫌だなって言うのがあって。それからある程度一定の距離を取って、なんだろうな、島の中で個別に、すごく仲いいと言う関係を作らないようにしています、敢えて。じゃないと自分の仕事が余計やり辛くなるし、うーん、うん、言わなきゃいけないことが言えなくなってしまう事があるかもしれないから、そこは敢えて距

離を保つようにしながらも、地域にやっぱり入って行かなきゃいけない。うん。と思いますね。［1］

やっぱり、ある程度の距離作り、っていうのは、あの、しなきゃいけないけれど、自分も地域に溶け込みたいという葛藤、やっぱそこが一年目としては、うん、辛かったけど。やっぱり、島の生活を楽しむっていう風に来ちゃうと辛いのかもしれないです。やっぱり専門職としてあのこういう風に仕事をしたいっていう風にやっぱり何か思ってないと、そのーなんか、自分の気持ちが弱くなった時に、やっぱり誰かにすがったり、話したいって気持ちはやっぱり一緒だけど、そこの距離感を持つようにしていないと、やっぱり難しいのかなとは思いました。（間）だからもう何か私は最初からここではお友達は作らないっていう風に思ってるから、気持ちが楽になったと言うか。まあ、普通に、お友達と言うよりかは、なんだろう、地域住民としてのこの繋がりは最低限保つけど、自分の本心を、とか、あの何なんだろうな、ましてや自分だって、毒を吐きたい時だってあるし（笑）、「全くあのやろう」とか（笑）思う事あるけど、それをこの中でやってはいけないんだなって言うのは身をもってあの感じたから、うん。それが分かったら楽になったというか。［1］

ただ自分としてはここにずっと長く住むっていうんであれば、やっぱり島の権力者にこう、ね、こうすがるじゃないけど（笑）、だってそういうやり方しないとなかなかね、あ、あの、大変な時もあるのかなとは思うですけど、自分がそれをしちゃうとある一定の人とこうね親密にしたりとか、うん、駆け込み寺じゃないけど、そう言うのを作っちゃうと周り見ている住民の方が居るから、あの、あそこに行ってるから話が漏れちゃうとか、そういう風に絶対に思われたくない。だから、やはりそこは、あのー、なんだろうあんまり（間）、うまくこうやったりはしないようにしてます。自分の、それは信念というか。だから、誰に対しても、良い顔をしたりとか、そう言うのは、しちゃダメって言うか。うん、しないようにしてますね。でもそういうのをしないと、なかなかここでは生きていけないのかなと思います。やっぱり何だろうな、すごいパワーバランスがあるから、うーん、そういう所に、こううまく繋がっていれば、きっと住みやすいのかもしれないし、良い所だと思うですけれどね。自分は、公平性を保ちたいと思うから、うーん、そこのね、葛藤もあるけど。（長めの間）割り切っちゃえば（笑）、とは思います（涙声）。【1】

ミキさんは着任当初、「島にすごく溶け込みたい」や「お母さん同士との仲間とも仲良くしたい」という思いを感じている。さらに「ここにずっと長く住む」なら「島の権力者に（中略）すがるじゃないけど（中略）そういうやり方しないとなかなか（中略）大変な時もある」「すごいパワーバランスがあるから（中略）そういう所に、うまく繋がっていれば、きっと住みやすいのかもしれない」とも語る。

しかしミキさんは、自分が「一定の人と（中略）親密にしたり」、「駆け込み寺」のような保健師の逃げ場所を作ってしまうと、「あそことあそこが仲良いんだったら、ちょっと言えないな」や「あそこに行ってるから話が漏れちゃう」と、保健師が持つ情報が親しい人々を介して漏れると住民に誤解される可能性を考える。そして「そういう風に絶対に思われたくない」と強い気持ちを示す。このように、ミキさんは住民との付き合い方において、「島にすごく溶け込みたい」や「仲良くしたい」という個人としての思いと、「(情報漏洩されると)絶対に思われたくない」という保健師としての思いで「葛藤」する。

ミキさんはこの葛藤に対して、住民とは「あとは距離の取り方が少し分かったたって言うのがあるかもしれない」といい、「敢えて距離を保つ」「ある程度の距離作り」「そこの距離感を持つ」ことで保健師活動に悪い影響が出ないようにすることを優先するようになっていた。個別支援対象者への距離感については前述した通りであるが、ここでのミキさんは一住民として住民同士の付き合いを語っている。一住民としての距離感には、「島の中で(中略)すごく仲いいと言う関係を作らない」こと、「地域住民としてのこの繋がりは最低限保つ」が「自分の本心」は言わないこと、「駆け込み寺じゃないけど」というように自分が弱っているときの生きやすさのために住民を頼ることはしないこと、があった。

そのためにミキさんは「最初からここではお友達は作らない」と決心していたことを語る。ミキさんの語りからは、そう決心していても葛藤が生じることは明らかだが、決心していたことは気持ちを楽にすることにつながった。さらに、自分の住みやすさのために一部の住民を頼るということはせず、「公平性を保ちたい」という思いで「割り切」っていることを語る。こうやってミキさんは自身の葛藤に対峙する。

このように、ミキさんは、自分も島に溶け込みたい、母親同士として仲良くなりたい、住民としてずっと住むなら権力者とつながりがあったほうが暮らしやすくなる等という、住民の一人として住みやすさを求める欲求がある一方で、特定の人と親密になるなどして、仲がいい住民に職務上知りえた秘密を漏らしていると絶対に思われたくないという専門職としての欲求もあった。そこから、住民から守秘義務を疑われるようなことを絶対に避けたいので、個人の生活しやすさを求めて一部の住民と親密になることはしない、という強い信念を形成していた。そして、住みやすさを求めたくなる自分の気持ちに対して、守秘について絶対に疑われたくない、公平を保ちたいと強く思うことで割り切る覚悟ができるようになった。具体的には、島の中で仲のいい人を作らない、住民としての最低限のつながりは保つが本心は言わない、自分が弱っているときに住民を頼らないことを守ることで住民との距離感を保つようにしていた。

（6）【噂話を聞くと先入観を持ってしまい、支援しにくい】を発端とする経験

噂の文化ってすごい早いなと思って。インフルエンザに感染するより早いって、この間思ったんですけど。インフルエンザに対するこの住民の、この、すごいんですよ。誰ちゃんなったみたいな。（笑）あそこにうつったみたいな。感染より早いと思って。やっぱりそういうのがね。犯人探しをしてるわけじゃないけど。やっぱりどうしてもそういう話になっちゃうから。すごいなと思って。［2］

でも冗談の話がホントの話かの様にどんどん進んでいくときがあって（笑）、それが怖いって

いうか。［2］

やっぱり、その張本人になった時、あ噂って怖いと思うと、ちょっと、人に疲れる時が有りましたね。物流センターの扉を私が車で突っ込んで壊したって言う話になってた時には、ええ⁉って思った（笑）、「私じゃない、やってないよ」って（笑）やってないのに私ってなってて。それは怖いなって思いましたね（笑）それはちょっと恐怖を感じました。本当に（笑）。［2］

あの人がこういうふうになってたよとか、こういうこと言ってたよとかって、第三者が言ったとしても、なんかまあそれが悪く言ってたり、ほとんどがもうそういうちょっとね、悪いものじゃないですか、噂って。いい噂ってそんなには広がらない。［3］

インフルエンザが広まれば誰が感染したのかがあっという間に広まることや、ミキさん自身が全く身に覚えのない事故の犯人にされてしまったこともあり、A島では住民は「噂」を話しているうちに「犯人探し」をしてしまう傾向があると気付く。さらに「第三者が言ったとしても、なんかまあそれが悪く言ってたり、ほとんどがもうそういうちょっとね、悪いもの」と語るように、ミキさんは噂はたいていは悪く言っていることが多く、悪いものほど広まると考えている。
このように悪い噂ほど広まることが気にかかる現象となっている。

知らないふりをする

（血縁に関係なく）みんながみんな繋がっているんだけど、やっぱりその中でも、あそことあそこは仲が悪いとかね、ありません？　なんかあるから、私はよくわからない。あ、知らない、耳に入れないようにしてるんですけど。ずっと見た方がいいこともあるんだろうけど、あまり知りすぎても、自分がやっぱりあんまり先入観持ちすぎちゃうと、関わりづらくなっちゃうし、だから敢えて耳に入れない。［2］

先入観持っちゃうと、（間）自分がめんどくさくなるから、知らないふりしてたほうが、介入しやすいし。知らない、ま知っててもいいんでしょうけど、知ってたら知ってたで、こっちも色んなことを逆に、考えてしまうから、そこは、（間）島外の強みじゃないけど、逆にうん。あーそうなんだぐらいで終わっちゃうから。［2］

「みんな繋がっているんだけど、やっぱりその中でも、あそことあそこは仲が悪い」などの話は、ミキさんは「知らない」ようにしたり「耳に入れないようにして」いる。知りすぎることで、ミキさんは自分自身も「先入観」を持ってしまい、対象者に「関わりづらくな」ることや「知ってたら知ってたで、こっちも色んなことを逆に、考えてしまう」ことや「めんどくさくなる」ことを警戒している。そこで、ミキさんは敢えて「耳に入れない」ようにするほか、島外者の強みとして「知らないふり」をする、話を聞いても「あーそうなんだぐらいで終わ」らせてしまうことで、介入し難くならないようにしている。ミキさんが噂話を耳にしないようにしているのは、真偽の分からない情報で先入観を持ってしまうことで、自分が介入しにくくなるのを予防するためといえる。

このように、ミキさんは、悪い噂ほど広がり、自分の耳に入ってくる噂は悪く言われているものが多いことから、悪い噂を聞くと先入観を持ってしまうので、敢えて耳に入れないようにするか知らないふりをするという工夫をするようになっていた。

人口が特に少ない離島では、住民との距離が近く、自分の言動が常に注視されている、噂として大量の情報が入ってきても対象者本人には本音や事実を確認しにくい、生活する上で住民との個人的なお付き合いが発生するがどの住民も保健師の支援対象者になりうる等の状況がある。

ミキさんの場合、自分の保健師活動の評価基準となる島内居住専門職の存在、緊急度の高い事例に介入する経験、住民自ら支援を求めてくる・本音を語ってくれる経験、住民として島で暮らし住民の気持ちが理解できるようになる等の他者との関わりを通して、住民から信頼を得ることができ、住民との距離感をつかんでいった。また、着任時に保健所保健師からの助言や、協働して継続支援する島外保健師の存在、島外専門職との意見交換等がきっかけとなり、自分では支援しにくい住民には島外専門職による支援の場をつくり、島外者から客観的な視点を学んで偏りのないアセスメントや対象者の変化を捉えた評価ができるようになっていった。それらの過程では、一人の生活者としてよく暮らしたいという欲求や本音を話したいという欲求も生じるが、保健師として信頼されるため公平性を保つために、割り切る覚悟を決めていた。

ミキさんは今、二人目のお子さんの育児休暇中である。島外からの非常勤保健師を活用し、保健師一人の職場でも育児休業を取れる体制をつくれている。

第二章　男性保健師の苦悩と決意

タツヤさんは一一年間の事務職経験があり、その後一年半の看護師経験のあとにB村に就職した男性保健師である。タツヤさんの入職四ヶ月後に約二年間働いた同僚保健師が退職し、それから次の保健師が入職するまでの約一年、一名で業務にあたった。B村は人口三〇〇〇人未満の群島であり、主島に役場があり、保健師は三名とも主島に配置されている。インタビューは着任後二年九ヶ月目、三年六ヶ月目、三年九ヶ月目に、合計三回行った。

タツヤさんが語った看護実践能力の向上につながったと思う出来事において、語りの発端となった「気にかかる現象と感情」は以下の四つであった。

（1）入職後すぐに保健師が自分一人になってしまい、一人で全ての保健事業を実施するのが精一杯で事業の目的・目標・評価まで考えられなかった悔しさ。

（2）支援に失敗したときに保健師個人を名指して非難される恐れがあり、失敗できない。

（3）歴代保健師が一、二年で退職してきた経緯から保健事業における役場職員との役割分担や合意形成がなされておらず、保健師が変わるたびに協働体制を再構築しなければならないことへの驚き。

（4）自分が納得できるまで島内保健師間で意見交換がしたいが出来ないことに対する不満足。

（1）**【入職後すぐに保健師が自分一人になってしまい、一人で全ての保健事業を実施するのが精一杯で事業の目的・目標・評価まで考えられなかった悔しさ】を発端とする経験**

初めからやらなくちゃいけないような環境だったので、うーんと、実力がついたというよりもやり終わった達成感のほうが大きかったと思っています。自分の場合は、えっと、一二月にここに来て、その月にその時にいた二年目の先輩が「私三月でやめるんです」と言われたので引継ぎが実質三、四ヶ月しかなくて、で四月から独り立ちだったので、そのー、目的・目標・評価よりも実践が先だったので。なので、実力がつくよりもやり遂げたっていう達成感だけでしたね。（中略）乳健にしても予防接種にしても、精神のデイサービス、など、いろんな事業がありますけど、全部「あ、何とか終わった」っていう。［1］

自分の場合、実践が先にきてたので目的・目標・評価というのは後から、やっていたとしてもあとからきてしまうので習った通りに言われた通りにやるしかなかった。で、それを気付かずにとりあえずやる状況だったんですけど。［1］

タツヤさんは着任してすぐ同僚保健師があと四ヶ月で退職してしまうことを知らされる。同僚保健師が退職するまでの約四ヶ月間にタツヤさんは全ての保健師活動の引継ぎを行った。そして、新たな保健師が採用されるまでの約一年半、タツヤさんは乳幼児健診や予防接種、精神のデイケアなど様々な保健師活動を一人で行ったのである。村としてはそれらの事業はとにかく実施することが第一優先であり、タツヤさんは一つ一つ事業が終わるたびに「あ、何とか終わった」という「やり遂げた（中略）達成感」を得ることが出来ていた。

しかし、タツヤさんは「目的・目標・評価よりも実践が先だったので。なので、実力がつくよりもやり遂げたっていう達成感だけでした」と語る。タツヤさん自身は「実践が先にきてたので目的・目標・評価というのは後から、やっていたとしてもあとからきてしまうので」や「それを気付かずにとりあえずやる状況だった」と語るように、実力をつけるには「達成感」だけでは駄目で、事業の目的・目標を考えられないまま先に実践をしていたことを悔しく思っている。さらに、もし当時の自分が目的・目標・評価を考えることが出来たとしても「後から」しか考えることは出来なかっただろうと言う。

タツヤさんにとっては、なによりも事業の実施が優先され事前に目的・目標を考えられなかったことは、やり遂げた達成感はあっても実力をつけられなかった経験になっている。

このように、【入職後すぐに保健師が自分一人になってしまい、一人で全ての保健事業を実施するのが精一杯で事業の目的・目標・評価まで考えられなかった悔しさ】が気にかかる現象と感情であった。

「やらされ感」から「やりたい」へ

筆者が何か一つの事業を取り上げて話してもらうよう促すと、気にかかる現象と感情である【入職後すぐに保健師が自分一人になってしまい、一人で全ての保健事業を実施するのが精一杯で事業の目的・目標・評価まで考えられなかった悔しさ】に関連して、タツヤさんはB村内にある小離島で行っている介護予防教室を取り上げて「最近その実力というか、何となく分かってきたなというのは」［1］と語り始めた。

この介護予防教室は、口腔機能や運動機能の内容も含まれ、管理栄養士、理学療法士と協力して事業を運営していたが、最初に立ち上げた保健師が辞めてしまい、そのあと保健師が定着しなかったので理学療法士が継続してきた事業である。

タツヤさんは、着任後最初の一年間は理学療法士と管理栄養士と共に介護予防教室を実施する。しかし、事業参加者が減ったことを機に、理学療法士から「管理栄養士とか理学療法士が、本当に担当する必要があるの？」［1］と、保健師以外の専門職がこの事業に関わる必要性を問われる。そして「主担当として一年間自分で抱えてみてもいいんじゃない？」［1］と言われ、タツヤさんは「やり方しか引継ぎをされていない」［1］とは思うものの、二年目から一人で介護予防教室を実施することになった。

で実際今年の四月から（一人で）やり始めて、ま、半年がたつんですけど、その中でこうこっち、提供するばかりではなくて、その、高齢者がやってみたいなと思うことに意味づけをしてあげるのも、一つの方法かなというふうに。なんでやってるかがわかんないとこれが本当に認知症予防につながってるのか、介護予防につながってるのかが半信半疑で、それで、えー、その、保健師にこういうことをやらされてるっていう噂ばっかりが回っちゃったりするんですけど、でも実際にこれをやることによって脳が活性化するんですよとか、骨粗しょう症の予防によって、その、筋力の低下が防げるんですよとか、運動を続けることにもつながるんですというふうに、いうことをきちんとその都度その都度、自分で、参加者たちがやりたいものに対してこちらが説明することで、「ああそうなんだ」っていう、合点がいくというか、参加者のほうに。で、それを、自分……保健師が意味づけをしてあげるってことが、ここの地区には合ってるのかなと、いうのが少しわかったのは、ちょっとはこう勉強できたかなというぐらいですかね。［1］

まあ、まだまだ、とりあえずやるっていうぐらいなので、一年経った時に「何か見えた?」って言われても、それを言えるかどうかきちんと評価できるかどうかはまだ自信がないので。［1］

この一回目のインタビューは、タツヤさんが介護予防教室を主担当になってから半年経った時期にあたる。タツヤさんは、介護予防教室に参加している住民が、何の目的で行っているか分かっておらず、やっていることが「本当に認知症予防につながってるのか、介護予防につながってるのか」と「半信半疑」であることを把握する。さらに、地域住民の間には「保健師にこういうことをやらされてるっていう噂」があることも把握する。

タツヤさんはそれらを踏まえ、支援者側が一方的に「提供するばかりではなく」、参加者である「高齢者がやってみたいなと思うこと」に「意味づけをしてあげるのも、一つの方法」であると考える。そして参加者が納得できるように「保健師が意味づけ」をする方法が「ここの地区には合ってる」ということを「少しわかった」ことにより「ちょっとはこう勉強できたかな」と思えており、自身の成長を感じることが出来ている。

その成長について、タツヤさんは「まだまだ、とりあえずやるっていうぐらい」と語るように、タツヤさんにとって「とりあえずやる」状況は続いている。しかし「一年経った時に『何か見えた?』って言われても、それを言えるかどうかきちんと評価できるかどうかはまだ自信がない」と語る通り、タツヤさんにとって、今は「まだ自信がない」が、「一年経った時に」自分には「何」が「見え」るのか「それを言えるかどうか」と、事業を「評価」することを明確に意識するようになっている。

このように、タツヤさんは、一人で事業を実施し始めて半年経った時点で、事業参加者が事業の効果について半信半疑であることや、参加者には保健師にやらされているという意識があることを把握しており、参加者が納得できるように保健師が意味づける方法で事業を実施した。そのような経験を通して、タツヤさんは、評価をすることは意識しているもののまだ自信がない状態だったが、事業の実施方法が地区に合った方法になっていることは分かってきた。

理学療法士と管理栄養士

介護予防教室の主担当がタツヤさんに代わってからも、理学療法士や管理栄養士は、その後介護予防教室に全く関わらなかったわけではない。理学療法士や管理栄養士に関してタツヤさんは以下のように語った。

（理学療法士は）四月に一回来て、そのあと「何回か体操チェックに行くよ」とは言ってくれているんですけど。うーん（間）、やっぱりその、専門職ですけど、保健師同士じゃない難しさっていうのもあって。あとこちらが新人だってのもありますよね。新人で、事業が分かってないのにどう頼んでいいのか分からない。（中略）その、目的・目標もわからないのに頼めないと。（間）自分がしっかり勉強して、こういう目的で、今回はこの目標でやりたいんだけども、何日と何日と何日来てくれるだろうかって言えれば一番いいんでしょうけど、そこまでの実力がまだない。一年間のスケジュールを組み立てる能力もない。で、今年一年間とりあえず自分で抱えてみたら？っていうアドバイスがあった。そうすると頼み方もわからない。見放されてるわけではないですけどそういう感覚に陥っちゃう。［1］

自分もあのー、今年一年は本当に誰にも頼らずにやってみようと思ったんですけども、栄養士さんはそれを察してか、「食事が関わる事業のときはちょっと行ってもいい？」と逆に言ってくれたんですね。なので年に四回、お茶会、遠足、あと忘年会とあと、もう一回お茶会があるんですけど、それには、「折角だから関わらせて」とかって、まあうまく言ってくれたんですけど。「私忘れられちゃうと困るから」って。なので向こうから言ってきたのであれば、来る者拒まずで。じゃ一緒にお願いしますって。ただその時にじゃあせっかく来るのであれば栄養講話とかそういう栄養士から伝えられるものを伝えてほしいなあっていうのは、言おうかなと思っています。［1］

タツヤさんは理学療法士から「何回か体操チェックに行くよ」と声をかけてもらっている。そこで理学療法士に対して「こういう目的で、今回はこの目標でやりたいんだけども、何日と何日と何日来てくれるだろうか」と頼むのがよいとタツヤさんは考えたが、この方法だと頼む回数、頼む日程、頼む目的がはっきりしない限り頼むことが出来ない。この時点ではタツヤさんはまだ「事業」の「目的・目標」も理学療法士がこの事業に関わる目的も分からず、さらに「一年間のスケジュールを組み立てる能力もない」と思っているため、タツヤさんにとっては理学療法士に頼む方法はなく「見放されてる」ように感じてしまう。

一方で、管理栄養士はタツヤさんに対して「食事が関わる事業のときは」と関わりたい日程を明確にした上で「ちょっと行ってもいい？」と、管理栄養士のほうからタツヤさんに頼む形を取る。そして「折角だから」「忘れられちゃうと困るから」と管理栄養士自身が事業に関わりたい目的を説明してくれた。そのためタツヤさんにとっては、依頼するという負担がない。そのため「じゃ一緒にお願いします」と受け入れることができたのである。

このように、タツヤさんは、事業の目的・目標や年間のスケジュールを明確に示せないために、他専門職に自分から協力を求められなかったが、他職種から事業への協力を申し出てくれれば、他職種に担当してもらいたいことを考えることはできた。

一人で事業を実施する

タツヤさんは、一人で事業を実施するようになってから「失敗してもうまくいっても自分の責任」[1]と語り、「そのまま評価すればいい」「他の人にこれやってくれあれやってくれってふうに言わなくて済む」「評価とか振り返る時期を、いつでもその時の自分の仕事の合間とか忙しさに合わせて時期を決められる」[1]ということもメリットとして見出している。

(事業の振り返りについて) 記録には残してないんですけど、毎回毎回考えて。ゆっくり考えることができます。(中略) 毎回の振り返りでは、「今日この人は、たまに辞めたいって、教室自体やめたいって言ってくるからそういう時期に合わせて教室の中心にして声をかけたりしなくちゃいけないかな」とか、後は、「これは楽しそうだったけど、これは楽しくなさそうだったから次回はやっぱりやめようかな」とか。(中略) 個々の反応とか、全体の反応。「このゲームにはついていけるかもしれないけどこっちのゲームにはついていけないからちょっとこれは二手に分けようかな」とか。後は、こう、少しずつコミュニケーションが取りやすくなってきたかなっていう。逆に何でも言ってくださいねって言ったり、これはどうなんですかって自分が聞く。「楽しいですか」って率直に聞ける、とか。意思疎通が取りやすくなったかなっていう印象がある。その、わざわざ、B島から来てもらってるからやってあげてるんだっていう感覚もあったんですけど、参加者のほうから。それも、少しこうなんていうんですかね、ああやってあげてるじゃなくて実はこういう意味のもとやっていたんだねぐらいの、あーなるほどねーっていうのが分かってもらえたような。［1］

まあ自分ももともと楽しかったですけど、自分が行って一緒にお話しできるのが楽しいなっていうふうに思ってるので、ちょっとは余裕が出たのかなと。何時から何時まではこれをやって、何時には終わらせて送迎してっていう。ちょっと早く終わってもいいかなとかちょっと延びてもいいかなっていうそういう。［1］

どういう介護予防の教室にしたいですかっていうことを聞いたら「宿題にもらってるドリルが難しい」とか「日記はもらっても塗らない日がある、けど、雨が降ったら塗るから一応ちょうだい」とか、あとはその「いろいろ先生たち」先生たちって言うのは保健師とか「が考えてくれるのはいいんだけども私らは集まってお茶が飲めればそれで楽しいんだよね」とか。そういったことを率直にこう言ってくれたのが。で、それでもいいんだけどもその専門職が行っている教室でお仕事だからみなさんに健康になってもらいたいのでこういう意味づけがあるんですよっていう風に、言ったことですかね。［1］

一人で取り組むようになってから、タツヤさんは自分の責任の範囲でゆっくり考えることができるようになり、住民の反応から事業を評価し、計画を立てられるようになった。タツヤさんは、参加者個々の反応や全体の反応から「コミュニケーションが取りやすくなってきた」「意思疎通が取りやすくなった」と評価する。さらに、住民の「(保健師が) わざわざ、B島から」来るから「やってあげてるんだっていう感覚」が、「やってあげてるじゃなくて実はこういう意味のもとやっていたんだね」と変化しつつあることを捉える。

タツヤさんは参加者のそういう変化を捉えること「楽しい」と思え「ちょっとは余裕が出た」と語る。また、自分で事業の時間管理ができるようになったことも感じている。

このように、タツヤさんは、一人で事業を担当したことで、事業の振り返りを一人でまずじっくり考えることができるようになり、参加者個々や集団全体の反応を丁寧に振り返ることが出来た。また、事業を担当してから半年経つときには、事業運営に余裕が出てきたため、参加者との意思の疎通が図れて参加者の反応から事業を評価できるようになったほか、自分の裁量で事業の時間管理ができるようになった。

仕事の引き継ぎを意識する

さらに、タツヤさんは事業の引継ぎについても意識する。これは、タツヤさんが一人で実施するようになったことで、担当者以外でも誰でも実施してもらえるようにする必要があることが契機になっている。B村は離島であり、離島は交通機関の欠航などにより予定通り島に戻れないことも日常的に考えられる。

ただそれを次の人にどう引き継ぐかはまだまだできないなっていう。なので、スタンダードなやり方がないと、「タツヤさんの時はこうやってたのに」って。「それは余計なことだったんじゃないですか？」とか。自分が自分に引継ぐのは一番簡単ですけど、他人に引継ぐ、他人から引き継ぐっていう、それはちょっと難しいかなっていう。［1］

辞める辞めないの前にいつ自分が倒れるかとか、あとはこの日に合わせて帰ってくる予定が帰ってこれなかった場合とか。飛行機や船の移動手段もありますし。後はその、誰が見てもわかるようにしておかないと引継ぎがうまくいかないっていう。ずーっとこのままでいくわけでもないですし、途中でやっぱり何か事業を交換しなくちゃいけないこともありますし、一人でやってれば息詰まることもあるので。あとは、常に整理整頓をしておかないといけないっていうことですよね。［1］

あ、それは自分が築いてきたそういう楽しい雰囲気や信頼関係を人が替わったことでガラッと変わったら、「あの人の時は楽しかったんだけどね」とか、または逆に「あの人の時よりも楽しかったよ」ってなったほうが、そっちの方がいいかもしれないんですけど、そのーなんていうか、人が替われば中身も変わっていいと思うんですけど。［1］

ただ意味ある楽しさだったら引き継いでもらいたいなと思います、根拠がある楽しさ。ただ来てお茶飲んでお菓子食べて帰ったんじゃ、それは全く意味のない楽しさだと思うんですね。そこで、閉じこもりを予防するためにみんなで集まることができたとか、あとは会話の中から、「あ、こんな生活をしてたんだな、それは大変でしたね」とか。そのー、あとは高齢化、年を重ねるとともにできなくなってきたところとかを発見したりとかに、を、こちら側が気づいて次の教室に活かせるような、そういう、集団であるけれども個別に支援もきちんとできるような教室になればいいかなと。［1］

タツヤさんは離島の不安定な交通機関のために予定通り帰れない日があることも想定し、いつでも別の職員に替わってもらうための備えをしている。

タツヤさんが介護予防教室を通して気づき、事業で大切にしてきたことは、自分が参加者と共に築いてきた楽しい雰囲気や信頼関係と、特に、事業目的に合った根拠ある楽しさである。タツヤさんは「人が替われば中身も変わっていいと思うんですけど」と言い、「人が替わったことでガラッと変わわ」るのには抵抗がある。

さらに「集団であるけれども個別に支援もきちんとできるような教室」になればよいという理想を語る。これに関しては、一回目のインタビューではこれ以上語られないが、三回目のインタビューでこの実現について語られる。

このように、島外への移動手段が天候に左右されやすく、自分以外の職員に事業を実施してもらうことがあるため、日常的に保健事業を引き継ぐことを意識し分かりやすくしておくようになっていた。そして、事業の担当者が替わっても変えずに引き継いでもらいたいことが出てきたことで、職員により事業内容が大幅に変わるのはあまり良くないと思うようになっていた。

主体性を引き出す

二回目のインタビューでも、タツヤさんは一回目のインタビューに引き続き介護予防教室を取り上げて語った。

事業の参加者と結構話し合いを持ちながら、法的な根拠とかやらなくてはいけない事業概要というのはあるんですけど、まそれに、が、あ、それが全く、全部が適用できるわけではないので、この地域に合うようにどのようにしたいかとか、こういった教材とか、あの、方法はあるんだけども、実際それでやってみてもいいですかみたいなことをちょっと聞いてみると、それは自分たちに合わないかなとか、という話し合いができたのは、うん、良かったかなと。［2］

今回話し合いをした中では、その、計画力、思考力を付けるための遠足の計画を立てようと思ったんですけども、内地のほうだと交通機関を使って実際に行くということができるんですが、ここは交通機関が船なので、そうすると、その－、台風の状況とか海の波の状況とか、あとま、自分が船に強いとか弱いとかそういった状況を考えて、（中略）そういったことをいろいろ考えた中で、じゃあの、違うゲームにしたいねという話が今回いろんな、あの何て言うんでしょうかね、個性の強い意見もありつつも、そういう話し合いができたかなと。［2］

B島に行ってみたいという意見は（参加者のほうから）ありました。ただ、行くとなるとそういった、あの、環境的な条件がたくさん出てきてしまうので、そうすると大変だねという。［2］

あとはたまたま前回の参加者が七割ぐらいしか参加できていなかったので、いない人の分も勝手には決められないのかなという、そういうような雰囲気もありましたね。（行ける人だけ行きたいという意見は）ないですね。まあ、あったとしてもあまり強くは出てこないですね。そういう意見はあまり言わない。［2］

一回目のインタビューからは、介護予防教室では専門職がプログラムを一方的に「提供するばかり」になっていて、参加者の中には「やってあげてる」という感覚があったと語っていた。今回タツヤさんは、介護予防教室参加者に「この地域に合うようにどのようにしたいか」や、教材や方法を示してから「実際それでやってみてもいいですか」と投げかけている。この投げかけが話し合いのきっかけになり、参加者は自分たちに合うかどうか「話し合いができた」と語る。さらに、その話し合いでは、参加者から希望があったB村本島への遠足というプログラムについて、活動が実現できるか、島の環境的条件を参加者とともに洗い出し、一つ一つ検討した。そして、住民の「個性の強い意見」がある中で話し合いを進行できたこと、意思決定では参加者間の普段の意思決定方法に従い決定したことなど、参加者の主体性を引き出した関わりができ、タツヤさんは達成感を得ることが出来ていた。

このように、事業参加者の主体性を引き出す関わりができたことで、住民の反応に手ごたえを感じることが出来ていた。さらに、事業参加者と話し合うことで事業実施に関わる島の環境的条件や住民の価値観、意思決定方法を把握した。

事業計画立案の狙い

タツヤさんは介護予防教室の記録や報告を通して学んだことについて語る。

（報告することで）もう一度振り返るということはできますよね。次年度に向けて、準備不足だったものとか。例えば、その、村の事業の場合、広報紙に載せたりするので（中略）きちんと計画を立てておかなくてはいけないんですけど、毎月の定期的なお仕事もあるので、それを考えるともう二ヶ月前、三ヶ月前から準備しておかなくてはいけないなというのは、もともと前々から分かっていたんですけど、やっぱりこう、どんどんどん後回しになっていってしまったりとか。必要物品を買うにしても島の場合、ちょっと時間がかかるので。（間）それも三ヶ月先のことをちょっと考えながら動いていかないといけないなというのは、改めて（間）分かったような気がします。［2］

今までは毎回何をするのかなという感じで、参加者も何をするか分からない期待の中でとか、不安の中で来て、今日は楽しかった、面白くなかったという感じですけど、今年度は全部、今日はこれ、今日はこれというふうにプログラムを完全に決めたので、あ、テーマ、テーマを決めたので、それに沿った内容で。それがぴったり合うかどうか分からないですけど。〔2〕

事業自体を一年で見ていって、で、参加者もやっぱり一年の計画表を早めに理解しておきたいというところはあったので。あまり先々まで計画しちゃうのもどうかなと思いながら。あとはこちらで少しずつ内容を変えていくしかないのかなと思っていますけど。（一年分のスケジュールは住民から欲しいという要望があったかについて）あ、そういうわけではないんですけど、うーん、これは自分だけが思っているのかもしれませんが、観光地の部分なので、やっぱりなんていうんでしょう、忙しい時期と忙しくない時期があって、参加できる日、参加できない日というのが、ある程度の予測は欲しいみたいな印象を受けました。〔2〕

今まではもっとざっくりしていたんです。「今回は保健師が来ますとか、今回は管理栄養士が来ます」とか。「何月何日の担当保健師」とか、そういうざっくりした計画というか年間計画になっていたので、今度それをさらに「何月何日、保健師担当で、テーマはこれです」というふうに。〔2〕

事業計画については、一回目のインタビューではタツヤさんは「みんな（同僚保健師）でゆっくりこの一つの教室に対してしっかり計画を立てる、あと、一年間のスケジュールを組むっていうのが難しい」〔1〕と困難を感じていたが、二回目のインタビュー時点では、事業を展開する上で必要な事務的な年間予定も考えられ、活動内容の年間計画も立案していた。

タツヤさんが一年間の年間計画を立て住民に示すようになったのはなぜか。住民から直接要望があったわけではないが、タツヤさんは、B村は観光が主産業の島であり、観光産業にあわせ住民には一年間の生活や雰囲気の流れがあることを把握している。

タツヤさんは参加者に対して介護予防教室の活動の年間計画を示すという改善をすることで、参加者自身が「ある程度の予測」をして介護予防教室に参加することと、介護予防教室が地域の生活に溶け込むことを期待している。

このように、観光産業にあわせた住民の精神的な年間の変化パターンがあることを把握したことで、事業計画立案では地域の主幹産業による住民の生活や精神面の年間変動パターンを考慮し、事業が住民生活に溶け込むことを狙うようになった。

教室の目的を理解してもらう

一回目のインタビューでは、タツヤさんは介護予防教室の目的・目標について「初めからやらなくちゃいけないような環境だったので（中略）目的・目標・評価よりも実践が先だった」［1］、「目的目標をしっかり決める（中略）っていうことを考える余裕もなく」［1］と語っていた。二回目のインタビューでは事業計画が作成されており、目的・目標も明確になっている。

（年間計画を）つくり上げた時は……、うん、そうですね、後々このほうが楽なのかなと思うんですけど、最初だけやっぱり大変だったなという。（中略）これでいいのかなという。まだこれをやったほうがいいとか、一年間で今回はこれ、今回はこれというふうに決まっているわけではないので、取りあえずテーマだけ決めたので、本当にこれでうまくいくかなとか。あと、教室内容のネタ切れしちゃったらどうしようかとか。（笑）（中略）参加者が、なんか、認知症予防って大切なんだなとか、できてよかったなとかそういう、実際参加している人がそう思ってもらえるかどうかのほうが大切かなと。［2］

うーん、まあ、前よりはちょっと余裕は持てるようになったかなと。自分が慣れてきたせいもあるかもしれないですけど。で、目的もきちんと達成できたわけではないですし、で、参加者は一つ年を取って、また何人……数人見学者とかも来ているので。そうすると、その目的・目標を、今度はその人たちに教えていかなくちゃいけない。教えていかなくちゃというか、理解してもらった上での教室かなと。まだまだ、その認知症を……は予防するものだという、予防するための教室だというのがみんなの中で入っていないので、ちょっと危なくなったら行く教室とか、働けなくなったら行く教室とか。（中略）なので、去年まではなかなか参加者が増えない中で、来ている人たちが固定化されていて、その人たちをいかにどうするかという考えだったんですけど、ちょっと今回はどういうふうに、その知らない人に普及していくかというのもちょっとプラスしていかないと、いけないのかなというふうに。［2］

タツヤさんは実際に教室に来ている参加者には「認知症予防って大切なんだ」「（予防）できて

よかった」と「思ってもらえるかどうか」が「大切」であると考えている。そしてそのために活動内容のテーマを一年間分示している。

さらに、タツヤさんは、介護予防教室は「予防するための教室」というより「ちょっと危なくなったら行く教室」「働けなくなったら行く教室」と地域住民に思われていることを把握している。この住民の理解はB村の事業目的とは少し外れている。本当の事業の目的・目標を、現在の参加者だけでなく、新規参加者にも理解してもらった上で事業に参加してもらうことで、タツヤさんは目的・目標が達成できると考えている。

そして「去年まではなかなか参加者が増えない中で、来ている人たちが固定化されていて、その人たちをいかにどうするかという考えだった」と語り、今年は「どういうふうに、その知らない人に普及していくか」と一般の住民にも周知することで、タツヤさんは住民が事業に参加する意義を高めようとしている。

このように、住民が事業に参加する理由が事業目的と合わないことを知り、タツヤさんは、事業参加者や新規参加者に事業の目的・目標を理解してもらい、事業の効果を高めるようにした。

事業計画があることで振り返れる

地区担当、業務担当ありましたけど、あの、経験年数によってちょっと分けていた部分もあったんですけど、今回はもうそれぞれお互いにある程度年数がたったので完全に分けましょうという形に。〇〇さん（同僚ベテラン期保健師）も、前の保健所の保健師もいて。それで保健所の場合は二年に一回必ず替わるので、あのー、あとは事業の私物化を防ぐためにも。あとはいろんな見解があって良いものが見えてくるという、あと悪いことに気が付かないというのを防ぐためにも担当が替わったほうがいいし、あとは巻き込まれ防止というんですかね、そういったものも含めて交換したほうがいいということがあって、今年の四月から。残ったものもあれば交換したものもあったりとか。［2］

県の保健所保健師の異動期間が二年であることを参考に「事業の私物化」の防止、「いろんな見解」があることを知ること、「悪いことに気が付かない」のを防ぐ、「巻き込まれ防止」などと、業務分担や地区分担を変更する理由をタツヤさんは明快に説明する。二回目のインタビューは業務分担、地区分担を変更してから約一ヶ月経った時期であった。

自分の場合はあのー、運がいいのか悪いのか分からないんですけど、一番最初に全部やっていたので。（中略）なので、担当が替わるとか交代するという意識はあまりないんですよ。ただ、今までやってきて、ちょっと離れたものがまた戻ってきたぐらいで。［2］

今までは取りあえずやらなくてはいけない状況。Plan・Do・Seeとか目的・目標とか、法的根拠がうんちゃらかんちゃらじゃなくて、取りあえず今までやってきたからこれを引き継いでくださいと、保健師がいなくなっちゃうから、の状況で覚えてきたのと、ちゃんと事業計画書があって、目的・目標もあって、法的根拠もあってそれでやりなさいというのとはやっぱりちょっと違うかなと。どこが違うかというとあまりこう具体的にこうですとも言えないんですけど。ちょっと自分としては今のほうが緊張感も高いですね。（どこに緊張なさるんですかという筆者からの問いかけに対して）なんかちょっと自由さがなくなったというか。（中略）それが見えてきた部分はいいことなのかもしれないですけど、まあ、取りあえず前は、前のやっていた人のとおりにやるのが最優先だったんですが、今度はそれだけじゃいけない部分もちょっと見ながら、良いものは何かとか、この部分は法律に当てはまっているのかとか、これは余計なことなんじゃないかとか。［2］

タツヤさんにとって同僚保健師が入職するまで全て自分ひとりで担当していた業務であり、「担当が替わるとか交代するという意識はあまり」なく、「今までやってきて、ちょっと離れたものがまた戻ってきた」という認識であった。着任当時はまず前の保健師が実施する通りに引き継ぐのが最優先で「目的・目標・評価というのは後から」であったが、今回は「ちゃんと事業計画書があって、目的・目標もあって、法的根拠もあってそれでやりなさい」となった。今は事業の目的・目標や法的根拠が重要であることも気付いており、それに照らし合わせて自分の活動を検討する必要が出てきた。これをタツヤさんは「今のほうが緊張感も高い」や「なんかちょっと自由さがなくなったというか」と表現する。「それが見えてきた部分はいいことなのかもしれないですけど」と感じている緊張感などを肯定的にも受け止めようとする姿勢があった。

このように、事業計画がある状態で事業を引継ぐことで、タツヤさんは、事業計画に基づき自分の実践を振り返るようになった。

事業計画に振り回される

予防接種の目的とか目標が、そういうのがあるのは分かるんですけど、その目標として接種率何パーセントとか、その、数値化するものとしないものとどう評価していいかとか。（間）自分がそういうところが苦手な部分もあるんですね、きっと、たくさん。［2］

（以前は）自由さというか、いろいろこれもやったほうがいいのかなとか、あれもできそうだなとか発想がいろいろできたんですけど、今は「これは関係ないからやらなくていいんだ」みたいな。「これもやってあげたいけど、それは保健師の仕事じゃないんだな」とか。（間）自分の思いの部分がどんどんどんどん離されていっているので。そうすると、ちょっと今は緊張というか、萎縮というか。［2］

（「あれ？」と思った時にぱっと動きたいことがあっても）それは仕事としてはやってはいけない部分、やらないほうがいい部分につながってくると、うーん、自分としてはどういう仕事のほうが、保健師の仕事をしたほうがいいのかなとか、なんかどんどんどんどん機械的になっていっているような。［2］

この地域で一生懸命働きたいなという気持ちがあっても、その、周りの保健師が「そこまでしなくていい」となっちゃうと、自分としてやる範囲がどんどん狭くなってきちゃって、じゃあ何をしたらいいんだろうみたいな。目的と目標はあるけども、その中でできることって何なのかなというふうに。（間）なので、事業計画書とかそういったものを作っておくのはとても大切なんですけど、その大切なことよりももっと大切なことはあるんじゃないのかなと。［2］

事業の目的目標を示されず、前任者がやってきた方法で実施することを最優先にしていた頃は、タツヤさんは「自由さというか、いろいろこれもやったほうがいいのかなとか、あれもできそうだなとか発想がいろいろできた」。事業の目的・目標が示されている「今は」、「これは関係ないからやらなくていい」「それは保健師の仕事じゃない」「仕事としてはやってはいけない」「やらないほうがいい」と、自分が考える活動は全て否定するようになる。周りの保健師に「そこまでしなくていい」といわれたことで、タツヤさんは「何をしたらいい」のかの答えを、目的と目標の「中でできること」から探すようになっていく。

これをタツヤさんは「自分の思い」が「どんどんどんどん離されていっている」と感じ、それを「緊張というか、萎縮というか」と表現する。そして「どんどんどんどん機械的」になっていっているように感じている。

その状況からタツヤさんは「事業計画書とかそういったものを作っておくのはとても大切なんですけど、その大切なことよりももっと大切なことはあるんじゃないのか」と考えるようになる。

このように事業計画がある状態で事業を引継ぐことで、引継いだ事業計画に違和感を覚え、計画に示せていないがもっと大切なものがあると考えるようになったが、周りの保健師からの「そこまでしなくて良い」という発言もあり、事業計画の目的・目標に沿わない行動はとってはいけないと考え萎縮してしまうようになっていた。

(2)【支援に失敗したときに保健師個人を名指しして非難される恐れがあり、失敗できない】を発端とする経験

保健師だからこういう相談をしてくるという、その、立場上の問題で、面接をするのではなくて、「保健師の誰々さんだから相談します」とか、(中略)すっと相談できるのが一番いい、まぁ理想ですけどね、そういう雰囲気づくりとか、保健師像というものが大切であって(中略)ベースができていないのにどんどん入っていって、で結局、どうすることもできなくなっちゃったりとか。そうすると相談者にとってみれば、「こんなにいろいろ聞いておきながら何もできないじゃん」という話になりかねないし。で「結局あなたに相談して」、こうなんていうんでしょうかね、「県の相談のほうに回しちゃうの?」とか。専門分野に回すことはとても大切なんですけども。　［2］

向こうは保健師をあまり選べないじゃないですか。そこをやっぱり、ここで働いている以上は「あの保健師に相談して失敗した」みたいな、そういうふうに思われないようにしていきたいなとは。(間)全てが解決ができるわけでもないですし、成功例がいっぱいあるわけでもない

ので。［2］

例えば、ここで自分が辞めてほかの人が入ってきたときに、「前の保健師さんはこうだったのに、今度の保健師さんはこれしかやってくれないのね」とか、「前の保健師さんはこれはやってくれなかったけど、今度の保健師さんはここまでやってくれているのね」とか、そういう差が生まれてしまってはいけないのかなって。別に生まれても全然いいんですけど、それを良く思わない人もいるし、いいと思う人もいるし、人それぞれの評価の問題をあまり気にする必要はないんですけど、自分がいなくなれば全然それは構わないんですが、お互いの事業が替わった場合、は、お互いいるじゃないですか。それがやりにくさとか、自由さがなくなったという印象ですかね。［2］

相談者から聞くだけ聞いたことに対して自分に本当に解決できる能力があるのかとタツヤさんは考えている。「ベースができていないのにどんどん入っていって」もし「どうすることもできなく」なってしまったら、相談者にとっては「こんなにいろいろ聞いておきながら何もできないじゃん」という話になりかねない。タツヤさんは、解決できるだけの基礎が自分にないと思い、相談者からどんどん話を聞き出してしまうことに抵抗がある。また、住民は保健師を選べないので、「あの保健師に相談して失敗した」となりたくないとも考えている。

また、住民から「前の保健師さんはこうだったのに、今度の保健師さんはこれしかやってくれない」と思われるなど、保健師による「差が生まれてしまってはいけないのかな」とも考えている。「別に（差が）生まれても全然いいんですけど」「人それぞれの評価の問題をあまり気にする必要はないんですけど」と語り、気になっている。タツヤさんがこれまで経験したのは、「前の保健師」が退職していなくなっていたので、比べられるものもないし、自分も分からない状態であったため、「前の保健師」も「今度の保健師」もいる状態で比較されることは、「やりにくさ」があり、タツヤさんにとって初めての経験になる。

このように、保健師個々が地域の中で特定されるという状況や、保健師個々に対する住民からの評価が耳に入ってくる状況であったため、【支援に失敗したときに保健師個人を名指して非難される恐れがあり、失敗できない】と考えるようになっていた。

「お弁当一緒に食べませんか」

そのような気にかかる現象がある中、三回目のインタビューである事例dについて語った。

あとは業務外ですけど、その、面接何回か行ってるときに、訪問に行ってるときに、母屋と隠居が別々ですよね、島って。なので、あのー、「ご飯いつも一人なんだ」って言うんです。なので、訪問の関係上お昼にかかるときもあるし。○○島（B村内小離島）の人なんですけど、こっちが一一時半で行って向こうに一一時四〇分に着く。で、午後の事業となると一時からなので、お昼の時間丸々空いちゃうんですね。なので、「お弁当買ってきたので一緒に食べませんか」って言うと、「上がっていいよ」って言われて一緒にご飯食べたりとか。あんまりやると、言っておくと向こうも準備しておくので突然行くんですよ。「私も一人で今から食べるとこだったからいいよ、いいよ」なんて言って、そういうときに訪問とか面接とか全く全然関係ないお話ができたりするのは良かったかな。（中略）その、何て言うんでしょうね、自分が勉強になる。（中略）島での生活だったり、考え方であったり。 ［3］

「業務外ですけど」と前置きし、タツヤさんは休み時間にお弁当を持って一人暮らし高齢者宅へ行き、一緒にご飯を食べることが勉強になると語る。仕事とは関係ないお付き合いのなかでは、家庭訪問や面接とは全く異なる「全然関係ないお話」ができ、島の生活や住民の考え方が分かり、勉強になるという。

このように、業務外での付き合いが出来る住民がいることで、住民と仕事とは別に話をすることで島の生活や考え方を学べるようになった。

休み時間なら自己責任で

前に、「今度一緒にご飯食べよう、お茶でも飲みにおいでよ」って言われた人が、言った一週間後に亡くなったんですね。この前まで、百まで生きるって頑張ってた人が、突然体調崩して、隠居と母屋別々で、母屋の息子さんに三日だけ一緒に寝てくれって言った三日目の朝に亡くなったんです。（中略）ほんとにもう大往生で、介護保険を全く使わずに。 ［3］

ほんのちょっと前にみんなでその人のおうちで、あの、こっち暖かいから桜も咲くの早いじゃないですか。花見をしたんです。診療所の先生とか看護師さんとか呼んで。自分はそのとき出れなかったんですけど。みんなで花見をして、で、その後だったんですね。たまたま亡くなった日の朝、自分は○○島（B村内小離島）に遊びに行って、あ、その人も○○島（B村内小離島）だったんですけど、遊びに行ってなんか島の雰囲気が違うなと思ったんで、どうしたのかななんて。そしたらそういう話を聞いてびっくりして、最期お顔だけ見せてもらったんですけど。なので、その、教室に来るほんの一つの時間だけじゃなくて、業務以外のお付き合いみたいなのができる人っていうのは、やっぱり何かそういうものがあるのかな。なかなかね、内地で「一緒にご飯食べよう」とか、「お茶飲んできなよ」って言われる保健師も、ほんとに、中山間地域とか村のほうでないとないのかなぁ、よっぽど仲が良くなった人じゃないとないのかなぁと思うので、ほんとは仕事としてはいけないかもしれないけども、休み時間だったら自分は自己責任の中でいいかなとも思って。周りから誤解されないように。［3］

事例dについてタツヤさんは続けて語る。タツヤさんにとって「教室に来るほんの一つの時間だけじゃなくて、業務以外のお付き合いみたいなのができる人」というのは、事例dのように自分の死期を悟れるような「やっぱり何かそういうものがあるのかな」と思える特別な存在である。タツヤさんのいう「教室に来るほんの一つの時間だけじゃなくて、業務以外のお付き合いみたいなのができる人」とは、保健師が業務外にお付き合いしたいと思っている人ではなく、保健師に対して業務外でもお付き合いしてくれる人であり、例えば、保健師に対して「一緒にご飯食べよう」や「お茶飲んできなよ」といえる人である。業務外で、保健師が『『一緒にご飯食べよう』とか、『お茶飲んできなよ』って言われる」のは「ほんとに、中山間地域とか村のほうでないとない」かもしれないことで、「よっぽど仲が良くなった人じゃないといとない」かもしれないとタツヤさんは思っている。

このように保健師が住民と「業務以外のお付き合い」をすることについて、「ほんとは仕事としてはいけないかもしれない」とタツヤさんは思いつつも、他の保健師から誤解されないように「休み時間だったら自分は自己責任の中でいいかな」と考えて、継続している。

このように、保健師に対して事業以外での付き合いが出来る住民の存在や、住民から業務外で自宅に招かれることで、タツヤさんは、島の生活や考え方を学べると感じるようになった。

人間として向き合いたい

事例dに続き、タツヤさんは自分が大切にしたい保健師活動について語る。

ほんとに今のPDCAサイクルがどうのこうのとか、そういうものよりももっともっと、なんかほんとに、なんか泥臭いって言っちゃいけないんですけど、そういうものを、そういう活動をしたいなと思って、保健師で働くならば。やって駄目だったらもう一回行こうというのを自然に身に付ける、何かこう目的・目標があってどうこうで、評価指数がこうで、で、評価するための、何て言うんでしょう、評価するための目的の作り方、評価するための目標の作り方って、なんかこう自己中心的な事業計画になってないかなって思っちゃって。その事業計画自体は「住民が」とか、予防接種率が何パーセントとかって、最終的には地域住民のための科学化された公衆衛生看護だと思うんですけど、自分はそこがちょっとできないなって。そこのもっともっと前の部分をきちんと分かってないとそこへたどり着かないような気がして。［3］

やっぱり何て言うんですかね、事業回しになったり、住民が人ではなくてものになってしまう。その事例はこうやればいいんだからじゃなくて、事例一つ一つにも個別性があるわけだから、じゃあ、それを個別性をやるためにもやっぱり原点が分かってないと、看護ってできないんじゃないのかなって思うんですよね。［3］

こう自分なんかは島で生まれて島で亡くなる、それが島で亡くなったとしても、それが都内で亡くなってご遺体で帰ってくる、お骨で帰ってくる、どんな状況にしても、もう親戚一同が生きた本人に会えるわけではないけども、港や空港にお迎えに行くっていう、なんかそういう文化というか、人とのつながりっていうのはとっても大切なので、だから余計に一人一人に手を抜いてるわけじゃないですけど、ほんと人対人でぶつかるというか、支援をしていければなぁというふうに。やっぱり島なので、みんな見抜くんですよね。遊びに来てるのか、ほんとに仕事に来てるのか、どういうつもりでB島に来たのか。四月は、ウェルカムな時期、三月はさよならの時期、そのときに惜しまれて離島するのか、いなくなって清々したと万歳三唱で送られるから、やっぱりその人の島での実績っていうのは全然違うと思うので、そのために仕事するかっていうと、それは別ですけど、やっぱり島で仕事をどういうふうにしたかで住民の評価って変わると思うので。日頃から真剣に仕事というか、保健師として、人間として向き合いたいなというのはいつも思ってます。［3］

今の活動が「評価するための目的の作り方、評価するための目標の作り方」のように「自己中心的な事業計画になってないか」と、事業が本当に住民を主体としたものになっているかとタツヤさんは自分自身に問いかける。タツヤさんは「そこのもっともっと前の部分をきちんと分かってないとそこへたどり着かないような気が」すると、事業展開前に、もっと住民について理解する必要性を感じている。そして、保健師は単に保健事業をまわすだけになっては駄目だと語る。

このように、タツヤさんは、事業の展開が保健師側からの自己中心的なものになっているのではないかと考えた。そして、保健師が単なる事業をまわすだけにならないようにするためにも、保健師として人として住民に向き合うことで、住民一人ひとりの個別性や背景となる文化も捉えて看護したいという信念が形成された。

（3）【歴代保健師が一、二年で退職してきた経緯から保健事業における役場職員との役割分担や合意形成がなされておらず、保健師が変わるたびに協働体制を再構築しなければならないことへの驚き】を発端とする経験

一番最初の失敗例でいうと、〇〇島（B村内小離島）で予防接種をするに当たって、診療所のスタッフも保健師も、保健師もこっちから一人しかいけないですし、診療所のスタッフももともと少ないので、その、支所の職員をスタッフとして受付業務にお借りしたい、頼みたいということを、あの、言っていたんですけど、うーん、「診療所と打ち合わせはしていたのに支所と打ち合わせしていないじゃん」という話になっちゃったんですね。自分としては打ち合わせしなくて、今までずっとやってきたことだったから、そんなに急に変わる必要もないだろうし、やってくれるだろうと思っていたんですけど、そうじゃなかったという。［2］

定期予防接種は（中略）保健センターにやらされている仕事、法律の仕事じゃない（と支所の職員は思い込んでいる）んですよ。で、その部分をまずは保健センターの上司に予防接種法というのがあって、この法律に基づいてやっているんですよというのを言って。なので保健センターから依頼しているけれども、注射そのものは保健センターの仕事じゃないんですよと。なので、ただ向こうで仕事をする場合には、保健師から言っていると、保健師に、保健センターの仕事を保健師にやらされている感じをどうしてもみんな持ってしまうので、保健センターの上司から法律で定められた事業をお願いするから、あの、支所からスタッフを出してくれというふうに（頼んだ）。［2］

タツヤさんは、B村内小離島で行う予防接種事業での驚きを語る。B村は複数の小離島からなる多島一村の村である。村内の小離島には、役場の支所と診療所が一箇所、小・中学校が一校ある。小離島で予防接種を行うために、小離島にある診療所のほか、支所の職員にも手伝ってもらうことを、タツヤさんは前任者から引き継いだ。診療所は毎年医師が交代するため打ち合わせをしたが、役場支所は職員の異動が少なく、予防接種は毎月行われているものだから打合せをしなくても大丈夫だろうと考えていたところ、保健師が退職し新しくタツヤさんが着任した年から役場支所職員が予防接種事業に協力してくれなくなるという事態に至った。

タツヤさんは驚き、確認したところ、支所職員が「保健センターにやらされている仕事」と認識していたことや、これまでの保健師が役場支所職員に手伝ってもらうことを個別に直接交渉してきたことを知った。そこから、そのような状況になったのは、歴代の保健師が定着せず一、二年で退職することが長年繰り返されてきたことで、予防接種事業についての説明を役場支所職員にしてこなかったためであると考える。そして、法定事業として村が行う事業ではなく、保健師が個人的に支所職員に頼んだ仕事として受け取られていたために、前任保健師の退職に伴い、頼まれていた支所職員との協力関係もなくなったのである。

このように、タツヤさんにとって【歴代保健師が一、二年で退職してきた経緯から保健事業における役場職員との役割分担や合意形成がなされておらず、保健師が変わるたびに協働体制を再構築しなければならないことへの驚き】が気にかかる現象と感情となっていた。

保健師とは何をする人なのか

タツヤさんは、上記の気にかかる現象に関連して、一回目のインタビューでは役場職員との協働に関する気にかかる現象も語っていた。

いろいろ周り（保健師以外の役場職員）に言われると、保健師としてのブレが出るような気がしますね。保健師ってこういうものなんだろうなと思ってきたものが、「保健師はこうなんじゃないの、保健師はこれだよ」とか「保健師さんこれやってよ」とか言われると、それもこれもあれもこれも全部やんなきゃいけないと思っちゃうと、何でもできるのはいいことなんですが、どれが保健師のアセスメントが必要で、どれが事務の仕事で、どういうふうに分けていいかが全く分からなくなっちゃう。［1］

最終的には保健師、ってなっちゃうと。うーん。ま、いいことなんですけどね、最終的には。いろんなことに関われるし、専門職が保健師しかいないところもあるでしょうから。（間）ただ、いいことなんだろうなと思えるまでには時間がかかるんだと思います。今はまだ自分に対する振り返りとかフィードバックが今のとこ自分としてもないので。［1］

タツヤさんは「保健師ってこういうものなんだろうなと思ってきたもの」があるが、役場の他専門職や事務職から「保健師はこうなんじゃないの、保健師はこれだよ」や「保健師さんこれやってよ」等と、最終的には何でも保健師の仕事だと言われ、「それもこれもあれも全部やんなきゃいけない」と思ってしまうようになり、そして「どれが保健師のアセスメントが必要」な保健師の仕事なのか、どれがそれ以外の仕事なのか、「どういうふうに分けていいかが全く分からなく」なってしまう。様々な仕事を経験することについて「いいことなんだろうなと思えるまでには時間がかかるんだと思います」と語ることから、タツヤさんは保健師が「いろんなことに関われる」ことを、まだ「いいこと」だとは思えてはおらず、そう思えるまでには時間がかかるだろうと予測している。その理由としてタツヤさんは「自分に対する振り返り」や「フィードバック」をタツヤさん自身もまだできていないからと考えている。

このように、事務職が期待通りには仕事をしてくれないことや、役場職員にあれこれ業務を頼まれて保健師とは何をする人なのか見失うことも、気にかかる現象として一回目のインタビュー時点で経験されており、後の経験に影響していた。

事務業務まで引き受ける理由

これらのことに対して、一回目のインタビューでは次のように語っている。

逆に自分が事務経験があるから余計そうかもしれないです。(中略)それから看護師なので、事務職だったらここまでできるよねとか、勉強すればここまでわかるよねっていうのは、自分の中でちょっと理想があるんですよね。そこにいきついてないと「えー」って思っちゃうんですよね。(中略)でも精一杯やって下さってはいるので、役場は二、三年でころころ部署が変わっちゃいますし、相手にもよるんでしょうけどね。それだったら自分でやっちゃった方が速いなとか。[1]

その前に、保健師の前に公務員なのでそれは仕方ないんでしょうけど、ただその決裁文書一生懸命作ってる間に、実は訪問一件行けたのになっていう。ただ、ただそれを考えると、まあ自分でできるからまあいいかっていう妥協点、に行くまでに時間がかかります。【1】

なんか、それが保健師の仕事だからって言われたら、もうそうするしかないですし。あのー、うまくやっていくんであればそうするしかないですよね。仕事上も、人間関係上も。わかんない、できないって言われてる人にこれはこうだって説明している暇があったらやっちゃった方が速いですね。【1】

タツヤさんは事務職としての勤務経験が長くあることで「事務職だったらここまでできる」や「勉強すればここまでわかる」という事務職に対する「理想」がある。そのため村役場の事務職員が「そこにいきついてない」ことに「えー」と驚いてしまう。

事務業務について、自分が担当することは「保健師の前に公務員なのでそれは仕方ない」とは思うが、「文書一生懸命作ってる間に、実は訪問一件行けたのに」ともタツヤさんは思う。しかし、「それが保健師の仕事だからって言われたら、もうそうするしかない」「うまくやっていくんであればそうするしかない」「できないって言われてる人にこれはこうだって説明している暇があったらやっちゃった方が速い」と考えることで対応している。

このように、タツヤさんは、事務職が期待通りには仕事をしてくれないことに直面するが、自分に事務職としての勤務経験が長くあったことや、自分は保健師である前に役場職員であること に加え、仕事上も人間関係上も上手くやっていくことを考えたことで、事務職が期待通り動いて くれないことを嘆くより自分でやっちゃったほうが速いと諦めるようになり、頼まれた事務業務 は全て自分が行うようになった。

協力してもらえないという疎外感

上記のように、タツヤさんは事務職が期待通り動いてくれないことを嘆くより自分でやってし まったほうが速いと考え、頼まれた事務業務は全て自分が行うようになるが、そのために事務職 の仕事に対する姿勢も気になるようになる。

（事務職員について）仕事に対してはものすごく一生懸命ですよ。ただ、事務職だけども事務は苦手そうなんだろうなっていう、行政職だけども法律には弱そうだな、それよりもやっぱりお仕事は二番目三番目なのかなって。まあ生活や遊びをとても大切にすることはいいことだと思うんですけど。（中略）例えばそのこっちの自治体からこっちの自治体の公務員として働いてますだったら、私生活わかんないじゃないですか。でもここは周りが海なので、その、同じ島の人が同じ島の公務員である、となると、どっかでプレッシャーみたいなの感じないのかなって。でもそこで生まれてそこで育ってるから、だからこの人がこういう仕事をするのは当たり前だよ、しょうがないんだよ、っていうのはあるのかなって。［1］

「この役場の人がこういうふうな仕事っぷりをしてるんだけども、それを島民の人がそういうふうになんか悪いように思ったりしないですかね」って。「外から来たからすごく感じちゃうんですけど」って。ある人には、ある上司に聞いたんですけど「いや大丈夫大丈夫」って。島民に島民の苦情みたいなことはちょっと考えて言わないといけないな。（中略）簡単に言えばB村の人の文句をB村の人に言うと、どこで親戚でどこで兄弟とつながってるか分かんないので、本当に気を付けて言わないと、自分自身がいづらくなっちゃうし、「保健師はこんなことまで、なんか目を光らせてる」みたいな。［1］

こういう保健福祉業務なので、できればその自分たちが家庭訪問とかその事業に行けるように、中に留守番というかそういうかたちをとっていただきたいんですけど、仕事と遊びと見境なくウロウロされちゃうと、結局保健師が留守番になっちゃって、で自分たちが行きたい訪問も行けない、その準備もできない、電話番しなきゃいけない、で事務の申請が来たら代わりにやらなきゃいけない。そうすると、それも保健師業務なんでしょうけど、本来専門性を生かした保健師業務ができる時間がなくなっちゃってるかなっていう。なので、その「仕事中にそういうあんまり仕事と関係ないことやってて島民の人は大丈夫なんですかね」と聞いたらいや「そりゃ大丈夫だ」っていう風に言われたので、あーそうなんだ。［1］

そうすると、自分の一つ一つの事業になんか協力してもらえてないとかいう疎外感もどんどん

どんどん生まれてきちゃうんですよね。［1］

タツヤさんは事務職員に対して「やっぱりお仕事は二番目三番目なのかな」と、仕事優先でない様子が気にかかっている。他自治体から別の自治体に通勤していれば「私生活」は分からないが「周りが海なので（中略）同じ島の人が同じ島の公務員である」ことが分かるために「プレッシャー」を感じないのかなと思うようになる。タツヤさんはその疑問について上司に尋ねている。そして、地元出身の役場職員は自分がちゃんと仕事をしているかどうかを見られていることについて気にしていないことを知る。そこから「島民に島民の苦情」を言うのは「どこで親戚でどこで兄弟とつながってるか分かんないので、本当に気を付けて言わないと、自分自身がいづらくなっちゃう」と思うようになる。

事務職員が庁舎を離れてしまうと、保健師が住民の窓口対応をしなければならなくなり、本来の保健師業務ができる時間が減ってしまうことを憂慮する。事務職員にとっては「大丈夫」であっても、些細なことも積もれば大きくなるようにタツヤさんは感じ、事務職からは「自分の一つ一つの事業になんか協力してもらえてない」という「疎外感」も「どんどんどんどん生まれて」しまっている。

このように、島であるために役場職員の生活の様子が見えてしまうプレッシャーがあるが、島出身の役場職員の仕事ぶりを住民は許容していることから、他の役場職員から保健師活動への協力をしてもらえないという疎外感が現れていた。また、役場職員は住民とどのようにつながりがあるか分からないことから、他の役場職員への不満などは言うなら気をつける必要があるという価値観が形成された。

事務職との協働へ

上述したように、タツヤさんには役場職員との協働に関する気にかかる現象が一回目のインタビューから重なっていた。そのような状況が二回目のインタビューでは変化する。

やっぱりその、保健師が来たから安心というわけではなくて、保健師がいるから安心ではなくて、一緒に働いてくれる事務職がいるから、保健師の仕事ができるんだよということを常に発信することによって、お互いに協力体制ができてきたかなと。「これは分からないから保健師にお願いします」とか、「ここは事務の仕事だから事務がやってください」とかではなくて。はい。お互いにあの「この部分をほかの支所や部署とも一緒にやりたいので、事務職のほうから説明してもらえますか」とか。「ここの部分を一緒にやりたいんですけど、この計画を見てもらえますか」というときに一緒に考えてくれるように、まあ、そういう人が今まで来てくれていたので、前の係長も今度の係長もそうなので。で、今まで来た事務長もそういう人たちが多かったので、すごくそういった部分では比較的にB島の場合は保健師だけに責任を負わせるというのはない、少ないかなというふうに。［2］

もともと事務職だったので、（中略）そういう専門職との対話は当たり前だと思っていたんですけど、そうじゃない部分もやっぱりあったので。（中略）学校の先生でも警察でもお医者さんでも、もう来てもらってそこでその仕事をしてもらえばそれでいいという感覚じゃなくて。自分たちも一緒にその仕事とかかわっている以上は。［2］

「保健師がいるから安心ではなくて、一緒に働いてくれる事務職がいるから、保健師の仕事ができるんだよ」と発信してきたことによって、「協力体制ができてきた」。「これは分からないから保健師にお願いします」とか、「ここは事務の仕事だから事務がやってください」という〝分担〟ではなく、「一緒にやりたい」「一緒に考えて」と伝えることで、事務職との協働体制を作ってきた。

タツヤさんは自身の事務職経験から、事務職と「専門職との対話は当たり前」であり、「仕事をしてもらえばそれでいいという感覚」ではなく「自分たちも一緒にその仕事」に関わろうとする姿勢を持てることを知っている。

このように、保健師さえ来てくれればもう安心という意識が役場職員にあることを知ることや、保健師だけに任せるのではなく事務職も一緒に取り組むという姿勢が上司（事務職）にあることにより、タツヤさんは、一緒に働いてくれる事務職がいるから保健師の仕事ができることを常々発信することが出来るようになった。

専門職という部分を強く出さない

どうしても保健師からほかの部署にこれをお願いしますとか、やってくださいと言うと、その部署には課長がいたり、係長がいたり、統括係長がいたりするので、その下に自分たちはいるものですから、専門職であっても公務員であるので、公務員の立場上は部下になるわけですよね。なので、部下から上司に直接依頼じゃなくて、部下直属の上司から相手方の上司に依頼したほうが、まあ一般的な社会の命令系統でもなんでしょうけど、専門職という部分をあまり強く出さないほうがいいのかなぐらいで。出す部分は出しますけど。［2］

そうですね。向こう（支所）の事務職もそこをちゃんと理解してくれたというのはあるんですけど、やっぱりそこも駆け引きですよね。こっちの上司も保健師にやらされている感じを持つような、こちらも発信の仕方をするとそれは良くないので。［2］

さらにタツヤさんは「専門職という部分をあまり強く出さない」で「一般的な社会の命令系統」を通して上司から説明することで村の業務としてちゃんと理解してもらうように働きかけた。そこからタツヤさんは「保健師にやらされている感じを持つような（中略）発信の仕方をする」のはよくないと語る。

このように、自分に事務職としての勤務経験が長くあったことからも、タツヤさんは、保健師に個人的に頼まれたのではなく、業務としてちゃんと理解してもらうようにする必要があると考えた。そして、業務としてちゃんと理解してもらうために事務職には組織内の一般的命令系統を通して仕事を依頼するようになった。

長く勤めれば勤めるほど

今までやっぱり一年二年の定着でどんどん変わっていっちゃうんで、そこまでしっかり話し合いができていなかったんですね、お互いに。保健師がやればいいみたいな、保健師がいればいいみたいな。なので、保健師だけが苦労していたという部分が、そうじゃなくなってきたかなというふうに。　[2]

去年もおとしもそうだったんですけど、それが少しずつ。今年はここまでを分かってもらうとか、今年度はここまで分かってもらおうというのは。（中略）あでも、あまりにもあれしちゃうのもなって。特に目指している部分はないんですけど、ただ保健師の仕事を事務職にも分かってもらえればなと。こういう仕事をしているんだよという。　[2]

今までは保健師がころころ替わっちゃうから定着させるために本当になんか必要最低限の事業だけやってもらえばいいとか、腫れ物に触るような感じで声かけしたりとか、もし、あったかもしれないですけど、それが少しずつ、保健師はこういう仕事をしているから、だから忙しいんだよとか。デイサービスで外に行ってお茶を飲んできたり散歩しているようだけど、遊んでいるわけじゃないんだよとか。　[2]

B村ではこれまで保健師が一、二年で退職してしまっていたため、保健師と事務職がじっくり話し合うことができていなかった。タツヤさんは四年以上勤務しており、事務職とも付き合いが長くなり、じっくり話し合うことも可能になった。タツヤさんは毎年少しずつ「今年度はここまで分かってもらおう」と目標を立て、事務職との協働体制を構築している。

このように、タツヤさんは、役場職員間の協働体制について目標を立てこつこつと取り組むようになった。

(4)【自分が納得できるまで島内保健師間で意見交換がしたいが出来ないことに対する不満足】を発端とする経験

タツヤさんには、保健師としての成長に関していくつかの気にかかる現象があった。

同僚保健師は、協力はしますよとは言えるんですけど、実際に行くのは自分なので、協力を待っている間にも日にちがどんどんどん来ちゃって(中略)みんなでゆっくりこの一つの教室に対してしっかり計画を立てる、あと、一年間のスケジュールを組むっていうのが難しい。(中略)B島の場合、保健所の保健師とも月に一回保健師連絡会を行っているので、事業計画を見てもらってはいるんですけど。自分が教わりたいスタイルと、相手が教えたいスタイルが違うと、やっぱりそこで差が生まれてきてしまって、ここで言ってもしょうがないなとか自分がこれで困って言ってるのに「何で？」「そうなの？」とか「これじゃ面白くないよね？」とか、その場で一気に畳み込まれてしまうと、もうどうしていいか分からない。（中略）そもそもの健康課題を見つけるとか介護予防が必要とかそういうのは分かっていたとしても、言う方は言いたい放題言うので、それが保健師同士だから二、三日たってやっと「あの時はああいうことを言ってくれたからこうすればよかったんだな」って思えるかもしれないんですけど、そこに行きつくまでが、自分は時間がかかるという。分かっていても時間は待ってくれないっていうのは。（間）なので、伸びしろがないのはものすごく感じますね。［1］

保健師としての伸びしろが全然ないなという。やるしかない度胸はつきますけど、と自分は感じています。（中略）目的目標をしっかり決める、潜在化している、健康課題を挙げる、それに対して一ヶ月でも三ヶ月でもやってさらに評価をして良い事業にしていくっていうことを考える余裕もなく。なので、とどまったまんまでその先に進めない。［1］

すごく島の保健師って多岐にわたるお仕事ができて魅力的だと思うんですけど、その、深められないことに対するストレスがあるかもしれないですね。［1］

B村内には保健所があり保健師が一人いる。保健所保健師と村保健師による保健師連絡会が月一回開催されている。タツヤさんはその保健師連絡会で介護予防教室の事業計画について相談する。「みんなでゆっくり」考えたいタツヤさんに対し、保健所保健師は「何で？」「そうなの？」

「これじゃ面白くないよね?」とその場で一気に畳み込むため、タツヤさんは「もうどうしていいか分からない」という状態に至ってしまう。そのためタツヤさんは自分が困難を感じていたことを解決できない。さらに、「二、三日たってやっと『あの時はああいうことを言ってくれたからこうすればよかったんだな』って思えるかもしれないんですけど、そこに行きつくまでが、自分は時間がかかる」と、そのときのアドバイスが良かったと「思えるかもしれないんですけど」と、必ずしも思えるとは限らないことや、思えるとしても「時間がかか」ってしまうと語る。さらに「時間は待ってくれない」ために、「目的目標をしっかり決める、潜在化している、健康課題を挙げる、それに対して一ヶ月でも三ヶ月でもやってさらに評価をして良い事業にしていく」ことを考える余裕もなく、深められないことがストレスになっている。さらに、タツヤさんは「自分がしっかり知識もないままやってきてるのは(対象者に対して)とっても失礼」[1]と考える。タツヤさんは自分が「とどまった」ままで「先に進めない」と感じており、「伸びしろ」がないと表現するように、他の保健師に相談したくても一方的に責められてしまい保健師としての伸びしろがないと思うようになっていた。

このように、タツヤさんには、一回目のインタビュー時点で【自分が納得できるまで島内保健師間で意見交換がしたいが出来ないことに対する不満足】や、自分が保健師として成長できないのではないかという焦りが気にかかる現象と感情としてあった。

保健師のジェンダー差

タツヤさんは介護予防教室の事業の目的・目標について前任者から引き継ぐことが出来なかった。わずかに残されていた資料から「もう、自分が少しずつ作り変えて保健所との連絡会で保健師連絡会でなんだかんだとダメ出しをされつつ整えて。まあこれが正解かどうかは分からないですけど。半分くらい整ったのかなって」［1］と、保健所との連絡会で検討し整えてきたことを説明する。連絡会は毎月あり、タツヤさんともう一人の新任期保健師への教育的支援を主な目的として事業評価や事例検討などを保健所保健師が開催しているものである。タツヤさんはその連絡会のことについてさらに語る。

あとあと考えれば役に立ってると思うんですけど、そのー、連絡会は二時間三時間かかるので、その時間が負担になることも正直あります。この時間に他の仕事が回せるのに。ただそれをやったおかげで、回せてきたこともあるので。で、さっきも言ったとおりに自分が教わりたいスタイルと向こうが教えたいスタイルと違うと、この三時間でものすごく落ち込むんですよ。いったい何をやってきたのかなと。自分は今まで二年ちょっと勤めてきたけど何だったんだろうって。［1］

これはどうかわからないんですけど、やっぱり男女差ってあるなってすごく感じます。（中略）ものの考え方とか。母子保健に対してちょっと自分は遠慮気味に、ちょっとなんていうんですか、一線を置きながらも近づこう近づこうと思ってはいるんですね。ただ、それが分かってもらえないっていうのが。（中略）男の人に母乳の相談していいのかなっていうのは保健師どうこうの前に考えることだと思うんですね。なので、保健師だから入っていい領域と入り込めない領域とあると思うんで、そこは少しずつ調整しながら自分は入っていこうと思っているんですけど。【1】

そこをやっぱり女性の保健師の方は、あ、皆さんをいってるわけではないんですが、なんとなく自分はそこで性差を感じるなーというふうに。（中略）そういうところが、そういう考え方の違いとかも分かってもらえればいいなとは思うんですけど、三対一で人数的にも負けちゃうんで言ってもしょうがないなって自分ではもう諦めてしまう。【1】

保健師同士である前に、同じ職をやってるんだったらば、この人に相談したいなって思えるのが先かなっていう。こんなことで困ってるんですけどっていうのが先かなって思っちゃうんです。その前に技法を使われてるような気がすると、あのー話したくないなっていう。【1】

（保健所保健師との連絡会に関して）なんかそれを無理やり引き出されてるような。まあいろいろでしょうけど、先に「どうしたの」って聞くことも大切なんでしょうけど、「自分はこういうことがあったんだけど、そういうことがあったんだよね」っていうふうに言ってもらった方が自分は楽なんです。そういうのがちょっと。うん。やっぱ人なので、たくさん保健師がいたとしても疎外感みたいなものもあるし、一人でやってた方が楽なのかなって思っちゃうときもありますね。［1］

タツヤさんは自分は男性であり、子育て経験もないため、母子保健に関しては「一線を置きながらも近づこう近づこうと思ってはいる」こと、タツヤさんは「保健師だから入っていい領域と入り込めない領域とある」と思い、「少しずつ調整しながら」入っていこうとしていることについて、他の女性保健師からは「そういう考え方の違い」を分かってもらえない。タツヤさんはそこに差を感じ「考え方の違い」も分かってもらいたいと思うが、実際に意見が分かれると、自分は少数派になり、「人数的にも負けちゃう」から「言ってもしょうがない」と「自分ではもう諦めてしまう」と語る。

タツヤさんがそこまで追い込まれている背景には、「自分が教わりたいスタイルと向こうが教えたいスタイルと違う」ことがある。タツヤさんはこのフレーズを繰り返し使う。困ったことがあって相談しても「ものすごく落ち込む」、面接技法を使って「無理やり引き出されてる」ようにも感じている。こういったことから、周囲の保健師と自分とには「疎外感みたいなもの」を感じている。タツヤさんは介護予防事業の目的・目標を検討する際にこの経験をしたのである。

このように、タツヤさんには一回目のインタビュー時点で、身近な保健師間で意見や考え方の違いを尊重し合えないという疎外感が気にかかる現象と感情としてあった。

保健師活動に疲れてしまった

ほんとにこう、うん、ちょっと四月から楽しくやろうと思ったんですよ。思ったんですけど、やっぱりなかなか楽しくできないなっていうのが。あれも駄目、これも駄目じゃ何をやったらいいんだろうという。（駄目というのは誰が決めているのかという筆者の問いかけに対して）誰が決めているわけじゃないんですけど、うーん、話し合いをしていく中で、「私だったらこうします」というのを言われちゃうと、自分もこうします、私もこうします、私はこうしますと、そこから先が全然できなくて、実は今。（中略）自分としては、なんでそんなに冷めた意見しか出ないのかなと。ただ最終的にはいろんな意見があって間違いではないってなっちゃうんですけど、間違いではないけど大人数の意見とは違うよねっていう。じゃあやらないほうがいいのかなという。［2］

どうにかする、しようともうだんだん思わなくなって、エネルギーを使い果たしているので（笑）。それがもうどんどん疲れていっている、疲れるというか、楽しさが見出せない部分。［2］

そうですよね。もっと悲しいことになっているので、これは本当に最近、ちょっと変えていかないといけないいかなという部分が本当に、この自己管理・自己啓発にたくさん出ちゃったなって。［2］

散々こう言われ続けると、「あ、こんな意見は自分しか持ってないんだ」みたいな。(間)で、相手から「普通はこうなんですよ」とか言われると、「ああ、じゃあ自分は普通じゃなかったんだ」みたいな。［2］

だんだんそれ(今後どうして行きたいのか)が見えなくなってきているのも確かなんです。こういう保健師になりたいとか、住民のためにこういう保健事業に関して力を入れたいというのが、それもどんどんどんどんこう下がってきちゃっているので。［2］

保健師間で意見交換をするとタツヤさんは少数派になってしまう。他の保健師からは「いろんな意見があって間違いではない」とも言われるが、「間違いではないけど大人数の意見とは違う」「普通じゃない」いのであれば、自分の考えたことをやめたほうがいいのかとも考える。しかし、タツヤさんにとっては他の保健師の意見は「なんでそんなに」と思うほど「冷めた意見」である。タツヤさんの「やらないほうがいいのかなという」という表現からは、タツヤさんはやらないほうがいいとは思ってはいないことが読みとれる。しかしタツヤさんは「エネルギーを使い果たして」しまい、保健師活動に「楽しさ」や「こういう保健師になりたい」という目標を見出せなくなっている。

このように、前述の気にかかる現象に対して、二回目のインタビュー時点では、身近な保健師の意見に合わせられないことに疲れきってしまい、保健師活動に楽しさが見出せなくなるようになっていた。

新人から新人へ引き継いで成長できるの？

B島の場合、みんな新人保健師なんですね、前の先輩保健師が。（中略）そうすると、結局毎回毎回、何て言うんでしょうね。（中略）こういう支援をして途中で替わった、こういう支援をして途中で替わった、なので、深められないっていうのがあったなっていうのが自分の中で今朝気づいて。　［3］

こっちは新人が新人に引き継ぐって言っても、新人辞めた後に新人が入るので、引き継ぐ期間もないまま。（中略）なので、ある島の保健師が五年も六年もやってるけども、このままの状況で内地に行って働けるかどうかがすごく心配だっていうのは言っていたんですが、確かにそうだよなっていう。（中略）いやぁ、ほんとに年月ばっかりたっていって、もう難しいケースに当たったときにどうするのかな、そういう事例もなく、ま、基本的な部分に振り返るっていうことでは、母子保健をしっかりできるという意味ではいいのかもしれないんですけど。うん……、なんか焦りみたいな、その新人の部分も各人ができないまま年月だけ過ぎちゃったっていう。もう三年目でしょう、四年目でしょうみたいな感じで。　［3］

タツヤさんはインタビューに歴代のB村保健師は新任期保健師が着任し、新任期保健師のまま退職しており、新人保健師同士で引き継ぐ、あるいは前の保健師が辞めた後に着任し引継ぎがない歴史があることを振り返る。個別支援においても、対象者に対する支援は深まっていないことに気付く。そこからタツヤさんは島で何年経験を重ねても「内地」でも通用する保健師として成長できるのかという「焦りみたいな」ものが募る。

このように、タツヤさんは、新人保健師による活動が続いて住民への支援が深まっていない村の状況から、保健師として成長できるのか不安になる。

支援方法が他の保健師と違う

やっぱり自分が面接なり訪問なりしてきて、それで、聞いてきたことなんですけど、やっぱり自分の中で聞いてきたことと、ほかの保健師が聞いてみたほうがいいと思うことは違うんだなというふうに思いました。で、例えばどういうことかというと、こう、自分としては大体の大きな部分をまず一通り聞いてから、その中で聞きたいなぁと思うところを、「またお伺いしますね」っていうところで、「この前こういうお話させてもらったんですけども、ここをもうちょっと詳しく聞かせていただけますか」というふうに聞こうかなというふうに思うのが、自分の中でのやり方というか、方法なんですね。ただ、それはどうしてかというと、向こう……相手の方はこれもこれもこれもお話ししたいのにそこだけグイッて来られても嫌だろうなっていう勝手な自分の思い込みがあるので、まずはいっぱい話したいことを話してもらって、それから次回にそこにアプローチしていこうかなというふうに考えていたんですけども。［3］

ほかの保健師からは、「もっと足りないと思うことはないの?」とか、「ここはどうして聞かなかったの?」とか、あとは「聞きたいことはどんどん聞いていいのよ」っていう話になるんですけど、自分の中では何かこう、興味本位で聞いてしまっているような気がしてならないというのと、やっぱり勉強不足もあって質問項目が分からなかった部分もあるんですね。一度自分としては持ち帰ってからもう一回聞くようにしたい。でもほかの人から見れば、「今そこで聞けば良かったのに」っていう、そういうちょっとギャップがあるなぁと。決して悪いことでもないし、間違ったことではないんですけども、そのー、保健師が集まれば集まるほど自分の考えが一つになりやすいっていうような、(間)一対何っていう、パーセントで言うと、三人だったら三〇対六〇とか七〇になっちゃいますよね。そういうのがあるかなぁというふうに感じました。［3］

タツヤさんは、個別支援で自分が「聞いてきたこと」と、「ほかの保健師が聞いてみたほうがいいと思うこと」が「違う」ことを語る。二回目のインタビューでも、タツヤさんは自分が実施した個別支援について「これが足りなかった、あれが足りなかった」［2］と言われていた。同じ事態が変わらずに続いていることをタツヤさんは「やっぱり」とつけて表現する。

住民には「これもこれもこれも」と話したいことがたくさんあるため、タツヤさんはそれを尊重し、まずはじっくり相手の話を聞き、それから詳しく聞いていく方法が「自分の中でのやり方」であると語る。相談をした相手が話したいことをまずしっかり話せるようにし、一度持ち帰って情報を整理し次回からアプローチする方法は、タツヤさんが保健師として責任ある支援をするために適した方法なのである。

それに対し他の保健師は「もっと足りないと思うことはないの?」「ここはどうして聞かなかったの?」「聞きたいことはどんどん聞いていいのよ」と助言をする。しかし、タツヤさんにとっては「やっぱり勉強不足もあって質問項目が分からなかった部分もある」。無理に質問しようとすれば、相談をしてきた相手の話をじっくり聞くというタツヤさんが大切にしている支援が出来なくなる上に、しっかり質問事項を検討することが出来ないまま闇雲に質問することになってしまい、タツヤさんは保健師としての責任ある支援が出来なくなってしまう。保健師としてきちんと検討していない質問をすることをタツヤさんは「興味本位で聞いてしまっているような気がしてならない」と表現する。

このように、支援方法についてタツヤさんが他の保健師と意見交換をすると、少数派になってしまいやすいと語る。そしてこれが繰り返されることで自分が考える支援方法が他の保健師とはやっぱり違うと思うようになる。

このように、前述した気にかかる現象に対して、タツヤさんの、個別支援において自分の支援方法が他の保健師と違い、どう折り合いをつければよいか分からないという状態が、三回目のインタビューの前まで続いていた。

泥沼から脱出できたキッカケ

前述したように辛い状況にあったタツヤさんであるが、三回目のインタビューで、新たに個別支援を通して変化が見られた。タツヤさんはある事例eについて語った。

（事例eに支援するようになった）きっかけは、結構二年を超えた入院、長期の入院になってきたんですね。それで入院中に、急に低栄養になったり低血圧になって、ほかの総合病院に搬送されたとか、精神症状そのものじゃなくて内科的なものの悪化で、あと戻ってきてっていうことが何回か、あ、一回繰り返したり、あとは寝たきりになって褥瘡ができてしまってとか。なので、周りからも、その、精神病院への入院なのにちょっとおかしいよねっていう。なので、できれば、その患者さんに起こったことを正常に判断できるかどうかキーパーソンがいないような気がする。なので、もう一回、保健師のほうで、見てもらえないかということもあって、自分のほうもそういえば、病院に預けているという話、おかしな話ですけど、病院に入院してもらってるので安心だろうなと思って……思い込みがあったので、そうでもないなという、そこからが始まりです。 ［3］

事例eは、精神疾患で島外医療機関に二年超入院をしている娘と、高齢（九〇代）の母親、島外から婿入りした娘の夫に対する支援である。タツヤさんは、高齢の母親には介護予防教室を通して関わりがある。娘の夫には、家族会の立ち上げで関わってきたことと、現在は抑うつ状態にあるため個別支援もしている。娘には入院前に一、二度会ったことがある程度であった。娘夫婦には子どもがいるが精神科に通院しており、家族全員が脆弱な状態にある。そんな折、上記の内容について民生委員から情報提供と支援の依頼があった。

筆者がタツヤさんに支援のきっかけを尋ねると、タツヤさんは上記の通り語った。タツヤさんは高齢の母親と夫にそれぞれ介護予防教室や家族会といった集団を対象とした保健活動のなかでの関わりがありよく知っている人であった。しかし、入院し不在であった娘を取り囲む家族としての支援をする必要性は見えていなかった。

タツヤさんは民生委員からの情報提供と支援の依頼を受けて初めて、島内にはいない「病院に入院してもらってるので安心だろうなと思って」いた娘の存在に改めて気付き、娘への支援を軸に高齢の母親と夫を家族として結びつけられるようになる。そのことについて、入院している娘は「安心」という「思い込みがあった」が「そうでもない」ことに初めて気付いた。タツヤさんにとって、自分の思い込みに気付いたことから、事例ｅへの支援が始まった。それをタツヤさんは「そこからが始まりです」と語る。〝民生委員からの情報提供がきっかけで支援を開始した〟と表現をしてもよさそうであるが、タツヤさんは「そこから」と表現する。タツヤさんにとって、支援は情報提供のときから始まるのではなく、入院している娘について「安心」だと「思い込」んでいたが「そうでもない」と支援の必要性についてタツヤさん自身が考え納得できた時からになる。タツヤさんにとってはその納得した瞬間が支援の開始であり、それをタツヤさんは「そこからが始まりです」と表現する。

また、それまでに家族メンバー一人ひとりは良く知っていたがバラバラに捉えていたが、「そこから」娘を支援の対象とした家族を単位とした支援に変わる。

このように、民生委員から支援の依頼があったことをきっかけに、タツヤさんは、これまで保健事業を通した関わりがあった住民に、個別に支援する必要性があったことに気付くことができた。

「こんなに入り込んでいいのかな」

（民生委員からの情報提供は）全体の会議が終わった後に。全体の会議では、その、例えば、この地区のここに住んでいる人は一ヶ月こういう生活をしてましたとか、そういう報告をざっとする中で、それで「ちょっとほかでは言えないんだけど」ということ。［3］

（娘の夫について）六〇幾つだったらある程度自分で生活もできると思うんですが、本当に大切な人だからってご飯作ってあげたり、洗濯してあげたりとか、九〇幾つの方が。それが、周りが「しなくてもいいよ」って言うんですけど、娘が帰ってくるまでっていうその親の思いだったり、生きがいだったり。で、やっぱりその平均寿命も超えてきているので、周りも焦っちゃうわけですよね。逆さを見るっていうわけじゃないんですけど、もしかしたら元気なうちに帰って来れないんじゃないかとか、元気なうちにほんとに早く良くなって、こっちに戻ってきてもらいたいとか、そういった気持ちだけがどんどん高ぶっちゃってる状態で。［3］

ウェルカムなのは嬉しいんですけど、自分の中でこんなに入り込んでいいのかなとか。自分の自信のなさの部分はたくさん……ありますね。［3］

タツヤさんは、事例eの家族一人ひとりの健康状態はもちろん、それぞれの関係性、その強さに影響する島の文化や世代の価値観を丁寧に把握している。さらに家族だけでなく、情報提供をした民生委員と家族のつながりについても、血縁ではなく島の文化や慣わしから家族のように親密であることやそれでも入り込めない領域があることなども丁寧に把握している。その内容については地域特性が色濃く個人や地域が特定される可能性があり、ここには記載しない。こういった話をタツヤさんは直接、高齢の母親や娘の夫から聞くことで把握している。高齢の母、娘の夫からの支援の受け入れについても非常によい。

このように、住民からの支援の受け入れが良いことで、タツヤさんは、家族間や家族を取り巻く住民との関係性や結びつきについて文化的背景とその強さや範囲を丁寧に把握することが出来た。

保健所保健師に後押しされる

(事例eについて)その後、一度保健所に、あのこういうケースがあるんですけどどっていうことで相談に行ったんですね。保健所の保健師に。それで、どうしたいのかっていうことで、まだ本人とお会いしてないし、生育歴とか病気になるきっかけとかもしかしたらあるかもしれないので、そこをもう少し、そのサマリーを作った時点でそこがやっぱり抜けちゃってる。なので、そこを聞いてみたほうがいいんじゃないかということになって、それであの、じゃあ、そっから聞いていこうということで。入院中でもあるので、今すぐという緊急性はないと。ただ、緊急性はないけども、あの、ある意味安全でもあるので、入院してるっていうことは。なので焦らずにゆっくり進めていいと思いますということだったので。［3］

タツヤさんは事例eへの支援の必要性に気付いてから、サマリーを作って保健所保健師に相談しにいった。タツヤさんはサマリーを作ることで「生育暦とか病気になるきっかけ」が不明であることに気付く。保健所保健師からは対象者本人は入院中で安全な状況にあり、緊急性はないため焦らずにゆっくり進めてよいと助言をもらう。

このように、個別支援に際し他保健師と緊急性と安全性を確認し、自分のペースで関わることを後押しされることで、タツヤさんは、自信を持って個別支援を継続することができるようになった。

島で生まれて島で死ぬこと

そのお母さんに生育歴を、まず取っ掛かりとして大ざっぱな生育歴を（高齢の母親に）聞いて。そこからちょっと気になるところをまた詳しく、大項目は聞けたので、次の中項目や小項目を聞いていこうかなっていうところで、今止まってます。で、あとは旦那さんに対して、旦那さんのケアもしつつ、できるかどうか分からないんですけど、旦那さんの話を聞いて、より詳しい入院歴、どうしてこのとき入院したのか、どういう状況で退院できたのかっていうのを、

もっと詳しく聞いていきたいなと思っているところです。　［3］

誰が困ってるってわけじゃないですけど、島に生まれて島で死ぬっていう、人間そのもののこの生の営みの中で、お母さんの思いだったり、旦那さんの思いであったり、あと周りの方の、本人の思いはまだ聞けてないんですけど、周りの思いを考えると、じゃあ誰がってなると、自分がみたいな。やる必要はないかもしれないですけど、ほかにできる人もいないし。　［3］

それが役に立たないってさっきも言っちゃいましたけど、今まで自分が働いていた精神科の病院の、その治療方法であったり、周りの家族の環境を見ていると、ほんとに二〇年前の話ですけど、「取りあえず今迷惑だから入院してもらいたい」。本人は入院させてるけども、年金の中で取りあえずやりくりができるから、ずっとそれで二〇年三〇年入院して、亡くなったときに余った年金を家族が全部持ってってしまうとか、そういう地方の精神医療を見てきてる中で、ここは違うな、「帰ってきてもらいたい、治してきてもらいたい」っていう気持ちがすごく家族からも、周りからも伝わってくるので、預けっぱなしではなく、迷惑でもないんですよ。（中略）「精神の患者さんがいるから、迷惑だから入院させてほしい」とか、「お薬飲んで落ち着かせていればいい」とか、そういうものではなく、一緒に生活がしたいっていうのがすごく伝わってくるので。　［3］

（高齢の母親は、その娘が生まれたときからどれだけ心配しながら大事に育ててきたか、今も娘が行うはずだった家事や家族の世話を肩代わりしながら、娘の帰りを待っている）そういう気持ちを聞いちゃうと、その、医療的にまだ退院させられる状態じゃないにしても、どう退院させられないのか、どう、家族はどう思っているのかというののキーパーソンがいなければ病院にも伝えられないし、病院も伝え……家族に伝えられない中で、うん、何が一番いい方法なのかなっていうふうに。すぐに会いに行ける距離でもないですし、バスに乗って五分っていうわけでもないので。［3］

タツヤさんは、家族から詳しい話を聞く中で「島に生まれて島で死ぬ」という「人間そのもののこの生の営み」を捉えていく。そしてタツヤさんがこれまで内地で見てきた家族とは異なり、「一緒に生活がしたい」という強い気持ちがあることを感じる。そして、家族の気持ちを聞くが、医療機関との意思疎通が家族には取れる人がいないことや、医療機関にすぐにいけない距離にあることがもどかしくなり、何が一番いい方法なのかを考える。

このように、住民の家族背景を詳しく理解したことで、タツヤさんは、家族や地域住民が対象者を思う気持ちに突き動かされるようになった。

相手は自分を一分の一で見ている

自分が確実に死に近づいてるといって、そのお母さんが「娘も心配だけど、自分も心配なんだ」って言うんですね。「どうしてですか」って聞いたら、「丈夫でいられるかどうかが心配

だ」って言うんですよ。「だから介護保険も受けずに頑張るんだ」って。　［3］

娘の退院を待つ母親は、娘が退院し島に帰ってくる日まで「丈夫でいられるかどうかが心配だ」と、タツヤさんが実施している介護予防教室に通っていたのである。タツヤさんは高齢の母親がなぜ介護予防教室に参加しているのか、母親が口にした「介護保険も受けずに頑張るんだ」に込められた本当の思いを理解した。

学んだなというのは……、もともとお母さんのほうは集団での付き合い、で、そのお婿さん、旦那さんのほうは家族会のお付き合い、が、集団から個になったたっていう部分ですね。なので、集団だからもう集団として見るんじゃなくて、集団の中でも一人一人をきちんと見ておかないと、そこまでは発展しないのかもという。教室に来てる人……が、例えば一〇人いて一〇分の一ずつかもしれないんですけど、でも相手は自分を一分の一で見てるので、それと同じように、あの、見ていかないとその後につながらない。この保健師は介護予防教室の保健師だから、個別の相談はできないとか、思われてしまってたかもしれないな、と。　［3］

事例eでは、娘への支援の必要性に気付く前から、タツヤさんは高齢の母には介護予防教室での関わりがあり、娘の夫とは家族会での関わりがあった。つまり、タツヤさんは介護予防教室や家族会という集団を対象とした保健事業の目的・目標の中で、母親や夫それぞれに支援をしていた。しかし、島内にいなかった娘の存在と支援の必要性に気付いてから、タツヤさんは支援方法を検討するべく対象理解を深める過程を通して、高齢の母や娘の夫に保健事業の中では知り得なかった背景や思いがあったことを理解する。

ここから、タツヤさんは集団を対象とした事業だけでは、保健師は参加者一人ひとりを捉えるのは難しく、一〇人いれば「一〇分の一ずつかもしれない」が、一人ひとりに生活や背景があり、保健事業の目的・目標では対応できない支援の必要性を抱えている参加者も中にはいると学ぶ。そのときに、その参加者が「この保健師は介護予防教室の保健師だから、個別の相談はできない」と思っていると、「その後」につなげることができない。保健事業の参加者にとって、保健事業を提供する役割を担う保健師としてではなく、「個別の相談」も出来る保健師と思ってもらえるよう、日頃からの保健師のあり方が重要であるとタツヤさんは学んだ。

このように、集団を対象とした事業に参加していた住民に個別支援としても関わったことで、タツヤさんは、一人ひとりに生活や背景があり、保健事業の目的・目標では対応できない支援の必要性を抱えている参加者も中にはいることを理解した。そこから、保健事業の目的・目標に即した役割で対応するだけではなく、支援の必要がある住民を取りこぼさないよう相談しやすさなど日頃からの保健師のあり方が重要であるという価値観が形成された。

目指す保健師像

年月だけたって保健師として成長していけない焦りに対して、振り返りが追いつかない状況にあったタツヤさんは、人口規模が非常に大きい他自治体への転職も検討したことがあるという話をした。

保健師活動を振り返りたいんだったらどこでもできるなと思って。で、自分の中では他自治体の仕事も魅力的ですけど、いろんな部局に行けるので、それも魅力的は魅力的なんですけど。ただ、より住民と一対一の関係であったり、あの、たまに温泉なんかに行って、「そういえばこういうこと聞きたいんだけど」なんて言って、仕事で関係ないのに聞いてもらえるとか、そういった関係っていうのが町村でないとできないかなぁって。自分は事業どうこうとか、新しい事業でやるとか、要らない事業を省くとか、そういうことを考えることよりも、もっともっと、人対人のそういう部分で一緒に支援できる保健師になりたいなっていうのがちょっと最近考えた……ことですね。［3］

タツヤさんは転職も検討したが、自分が別の自治体で働きたいわけではなく、ただ保健師活動を振り返りたいだけの自分に気付き、「保健師活動を振り返りたいんだったらどこでもできる」と考え、とどまった。

そして、タツヤさんはB村での保健師活動を思い起こし、「住民と一対一の関係」が構築できること、島内の「仕事で関係ない」場所での住民との接点に「聞いてもらえるとか、そういった関係っていうのが町村でないとできない」と語る。さらに「もっともっと、人対人のそういう部分で一緒に支援できる保健師になりたい」と、なりたい保健師像、もしくは、タツヤさんが保健師活動で大切にしたいことを明確に意識する。

このように、タツヤさんは、人として住民と向き合い一緒に支援できる保健師になりたいと自分が目指す保健師象を明確にするようになった。

保健師定数が少ない自治体では、同僚保健師の退職等で保健師が一人になると、次の保健師が見つかるまでの間、業務量が二倍、三倍になるという危機的状況に見舞われる。また、職員数や関係機関が少ないからこそ効率的な協働が求められている。

タツヤさんの場合、着任後しばらく保健師一人体制となってしまい、事業の実施だけで精一杯な状況だったが、事業参加者との意思疎通が図れるようになると、住民の主体性を引き出す事業への改善や、住民の反応に基づいた評価ができるようになっていた。保健師が充足すると、役場職員との協働については、事務職に協力してもらえるどころか逆にいろいろ頼まれる状況で疎外感を感じていたが、事務職上司に組織内の協働について前向きな姿勢があったことがきっかけとなり、協働体制構築に向け計画的に働きかけられるようになった。保健師間で意見の相違が続いた時には、意見を合わせることに疲れ切ってしまい、保健師活動への楽しさを見出せなくなっていたが、住民からの支援の要請や受入れの良さ、住民や島外家族の生活や島の文化的背景を知ること、保健所保健師からの後押しがきっかけとなり、保健師活動に再び自信をもつことができ、目指す保健師像を明確にすることができるようになっていた。

タツヤさんは今、自分の目指す保健師活動を実現したいと、海外で保健師活動を行っている。

第三章　成長をカタチにするために

マリさんは一年半の看護師経験のあとにC村に就職した。C村は保健師三名体制で福祉部署に一名、健康増進部署に二名配置されている。マリさんは入職したことで、C村で保健師の欠員がなくなった。C村は人口三〇〇〇人未満の群島であり、主島に役場があり、保健師は三名とも主島に配置されている。インタビューは着任後一年一一ヶ月目、二年七ヶ月目、二年一〇ヶ月目に、合計三回行った。

マリさんが語った看護実践能力の向上につながったと思う出来事において、語りの発端となった「気にかかる現象と感情」は以下の四つであった。

（1）保健事業のスタッフからの意見にうまく対応できず関係が悪化したことに対する困難感。
（2）島内関係機関職員が変わるたびに委託事業でトラブルが起こることへの懸念。
（3）保健師として経験年数に見合った成長ができているのか分からない不安。
（4）同僚保健師間で意思疎通や意見交換ができないことに対する不満足。

（1）【保健事業のスタッフからの意見にうまく対応できず関係が悪化したことに対する困難感】を発端とする経験

少し前の事業についてなんですけど。もう今、解決はしつつあることなんですが、母子保健を担当していて、その中で法定事業のほうは、もうほぼ決まっているものなので、順序なども今まで通りでよかったので、そんなにつまずくこともなくいたんですけど。一つ育児学級が、今までの中で一つ大きな出来事だったかなと思ったんですけど。事業運営の中で、特に法定事業ではなくて、決まっているやり方もないものなので。で、取りあえず、今までの保健師さんがやってきたことを、最初はまねしながらやっていくという感じだったんですけど。［1］

マリさんは「今までの中で一つ大きな出来事」と思うこととして、育児学級を取り上げて語り始める。マリさんは入職後、母子保健に関する事業を担当することになった。マリさんは、乳幼児健診などの「法定事業」は、「もうほぼきまっているものなので、順序なども今まで通りでよかった」「取りあえず、今までの保健師さんがやってきたことを、最初はまねしながらやってい く」という事業であった。育児学級には「今までの中で一つ大きな出来事」であったことを語り、つまずきを感じている。C村では育児学級は、スタッフやボランティアを住民の中から協力してもらっている事業である。スタッフは主に育児学級で行う企画を保健師と主に考えて材料の準備や次年度の計画の話し合いを行うなど、企画段階から評価・再計画の段階まで協働する。ボランティアは託児などを行う育児学級当日のみの活動である。スタッフもボランティアも住民から協力を募っている。

このように、マリさんは、保健事業を引き継いだ通りに実施することや、前任保健師がやってきた方法を真似して実施することで事業を展開していた。

住民スタッフからの反発

その スタッフさんと、うまくいかなくなったことがあって。その原因が、スタッフさんがとてもやる気のある方たちなので、もっと村の育児をこう変えたいというような、村の中で育児に関する資源を増やしたいというような思いがとても強い方たちで。で、それには、役場がもっと、公共機関がもっとやらなきゃいけないというふうな思いがすごく強かった方たちだったので。その中で、でも、村としてできることは限られていて、予算なども限られてはいるんですけど、そういう中でまあなるべく、その予算も住民の方の税金だったりするので、無駄がないように、あのー、効率よく使っていこうという思いがあったんですけど。まあそこでちょっと対立というか、考えが違うなということがあって。［1］

（ボランティアさんからの意見や要望に対して）それに対して、私もこうあるべきだというものが何となくあったので、最初からちょっと否定的な「いや、ちょっと無理かもしれない」と

いうような言い方をしてしまったんですけど、そこでちょっと関係が崩れてしまって。［1］

（スタッフからの提案について）安易に回数を増やしたりとか、時間を長くしたりというのは、ちょっと難しいかなと思う部分があって。なので、できればそのあたりは、もう少し検討してから導入するか、お断りしたいなっていうような考えが、思いがあったので。そこでスタッフさんは、「自分たちは村の育児のことを考えていいことを言っているのに、保健師は受け入れてくれない」っていうような印象になってったと思うので、そこで反発が生まれる。その中で、一つずつ反発が生まれていく中で、少しずつ反発が大きくなっていくというようなところに、困難感を感じていました。［1］

（スタッフの発言は）「何でできないの？」とか、「役場はもっとこうやるべきだよ」とか、何かそんなような話し口調になっていたりとか。あとは、「じゃあ、私たちはもう手を引いたほうがいい？」とか。そういうような発言とか。［1］

（スタッフとの会議の場で）○○さん（同僚保健師で事業の前担当保健師）はどちらかというと、スタッフさんの意見を全て聞こうっていうような態度なので、そこで何だかちょっと私だけ孤立してしまうような図式になったりとか、その打ち合わせの会議の中で。そんな場面もあったので、それでより困難感が強まりました、私の中では。［1］

マリさんは、育児学級で協働している住民のボランティアやスタッフから、事業運営について改善の意見が出された。その意見は、マリさん自身の保健事業に対する考えにはそぐわないものだった。マリさんは住民から意見が出されたその場で否定的な回答をしてしまい、協働する住民達との「関係が崩れ」たと感じた。

インタビューの後半では、同じ場面をもう一度振り返り、「関係が崩れ」たことについて、マリさんは「自分たちは村の育児のことを考えていいことを言っているのに、保健師は受け入れてくれない」という印象から反発が生まれ、反発が一つずつ生まれて大きくなるところに「困難感を感じて」いた、と言い換えていた。

さらに、マリさんは、スタッフと前任保健師と自分で行った会議の場で、前任保健師と自分でスタッフの意見に対する方針が異なっていたことでより困難が強まっていた。

このように、マリさんは、事業スタッフからの意見や要望に対して、事業スタッフからの要望の受け入れは無理だと考え、その場で断っていたが、事業スタッフからの自分に対する反発が少しずつ強くなったことや、事業の前主担当保健師と住民の意見に対する方針が異なったことで、より強く困難感を感じるようになった。

経験値の差

なかなか保健センターの中でも、例えば、ボランティアさんからの意見だったりすると、担当の私ではなくて、今までちょっと信頼関係のある○○さん（同僚ベテラン保健師）に話が行ったりとか。この前の育児学級の反省会、あんまりよくなかったというような話が行ったりとか。まあそれでも、○○さん（同僚ベテラン保健師）からそういう情報をもらえば、そのときはこういう目的でやって、特に無理やりやったわけじゃないのでというようなことを、保健師間では言うことができるんですけど、なかなかそれをボランティアさんにまで分かってもらうというのは、すごく難しいなと思っています、今のところは。［1］

協働する住民は何か意見や不満があると、今までの信頼関係がある別の保健師のところへいく。誤解があっても、「保健師間では言うことができる」が、住民であるボランティアに分かってもらうのが難しいと感じている。

このように、不満や意見がある住民は、何かあると自分より信頼関係があるベテラン期保健師のところへ行ってしまうため、自分に対して意見や不満があっても住民に直接説明して分かってもらうのは難しいと考え、自分に不満や意見がある住民の誤解を解くことが出来ずにいた。

すごく要求とか要望とか、そういうのが強いなという印象があって、自分たちで別にグループを作ってやろうというよりは、「こうしたいから、保健センターの保健師はこう動いてください」というような。そういうような、それはたぶんどこでもそうだと思うんですけど、スタッフさんのほうが保健師よりもその事業に携わっている期間が長いので、たぶんそれが、その差異が広がれば広がるほど、自分たちのほうが長くこの事業を知っているとか、自分たちの事業なんだという、いい意味でも悪い意味でもすごく愛着が湧く、湧いたりとか、要望が明確になってきたりするると思うんですけど。［1］

前の保健師さんが担当し、○○さん（部署内同僚保健師）が担当し、そして私になってきたので、たぶんそれまでずっと積み重ねてきたものが、私が入ったことによって、よりスタッフさんも言いやすくなったと思うんですね。［1］

○○さん（部署内同僚保健師）にもたぶんすごく言いやすかったとは思うんですけど、まあ一つは年齢的に私のほうが若いのと、○○さん（部署内同僚保健師）よりも全然年上なんですけど皆さん、まあより若くなったというのと。あとは、人数が、保健師の人数が充足したので、もっとできるんじゃないかというような期待があったとか。［1］

たぶん今まで、○○さん（部署内同僚保健師）も断る理由として、「一人なのでできません」という理由があったと思うんですけど、その理由は一つ無くなったので、できるんじゃないかっていうふうになったんだと思います。［1］

私の中で、担当する人の問題だとか、そういうふうにはあんまり感じなかったので。なので、ここで代わって、何でそういうふうになったのかなっていうのがすごく疑問だったんですよ。で、引き継ぎのときも、特に何かそういう話もなかったりしたので、たぶん自然にそういう、人が代わったことで、さらに経験のない新しい人が入ってきたので、スタッフさんの経験年数は長くなる一方で。その中で、たぶん今までの人よりも、私が入ったので、さらに経験値の差が広がったというのもあって、きっと出てきた問題だと思うんですけど。なので、そこが何でそういうふうになったのかなというのが、すごく疑問だったんですね。［1］

マリさんはこれまで感じてきた問題や困難感が生じた背景について吟味する。マリさんの疑問は、何故急にその問題が起こったのかということであった。マリさんは、既に原因となることがあったのであれば「引き継ぎのとき」に前任保健師から話が出ているはずだと考えるも「特に何かそういう話もなかった」ことから、担当者が「代わったこと」「経験のない新しい人が入ってきた」こと、一方で「スタッフさんの経験年数は長く」なり、「経験値の差が広がった」ことが背景であると考えた。

このように、マリさんは、住民スタッフには役場にやってもらいたいという要求や要望が多いことや、住民スタッフのほうが事業に関わっている期間が長く、事業に対する愛着が強く、自分達の事業であるという思いが強いことを知った。そして、これまでは保健師の欠員を理由に住民の要望を断っていたが、保健師数が充足してこれまでより若い保健師になったために、住民スタッフが意見や要望を強く言うようになったなど、気にかかる現象が起こった背景を考えるようになった。

相談相手を選ぶ

（同僚保健師には）日々報告はしているので、もうそれを○○さん（同僚ベテラン保健師）も○○さん（部署内同僚保健師）も知っているので、それを次の連絡会で話し合ったらどうかという感じで。　［1］

何かあの三人でも話し合うんですけど、もちろん。その三人の中で、中だとどうしても、じゃあ取りあえずこうしようという結果は出るんですけど、その長期的なプランというか、根本的に変えるような客観的な目線は、保健所の保健師さんが入ったほうが、より客観的に見れるかなとは思います。何か同じ空間で仕事をしているので、すごく大変そうとか、そういうのはたぶん伝わってくると思うので。大変そうだから、取りあえずこの大変さをどうしたら乗り越えられるかというような話に、三人だとなると思うんですけど。　［1］

（村保健師は）何か状況が分かり過ぎていると、その先がやっぱり見えるので、スタッフさんの性格までも保健センターの保健師は知っているので、「あ、この人にこう言っても駄目かもしれないね」というふうになったりするとしたら、保健所の保健師さんはそこまでは知らないので、「いや、それは言ってみていいんじゃないか」というような提案になったりとか。　［1］

保健所の保健師さんがいるというよりは、人数が増えることの安心感と、あとは客観的な保健所保健師さんの目と、普段見てくれていて状況がよく分かっている先輩たちの目と両方が合わ

さってくれるのが、安心感につながると思います。［1］

たぶん人数が、三人と四人、一人しか違わないんですけど、例えば保健センターのことだからといって、〇〇さん（部署内同僚保健師）と、経験年数の近い二人で話しているのとは、やっぱり違うなとか。何か二人で話すのも違うし、三人で話すのも違うし、四人で話すのも違ったりするので、それぞれメリット、デメリットがあるんですけど。例えば、〇〇さん（部署内同僚保健師）と二人だけで話すときは、すごく話が早くは決まるので、何回も会議を重ねたりはしないので。なので、早く動けるというのは、すごくメリットかなと思うんですけど。でも、一応先輩なので、先輩から言われた通りにやるというような構図にはなるので。それだと、私としての選択肢は少ないかなというデメリットがあるかなと思います。［1］

C村には三人の保健師がいて、マリさんがいる部署は保健師二名配置でマリさんのほかに新任期保健師がもう一人いる。そのほかに福祉部署は保健師が一名配置でベテラン期保健師が一名いる。C村では活動報告をお互いに日々している。マリさんは、スタッフに対する困難感を同僚保健師にも話しており、同僚保健師から「それを次の連絡会で話し合ったらどうか」と提案された。C村内には、C村を管轄する保健所の支所が一箇所あり、保健所保健師が一名常駐している。連絡会はその保健所保健師と村保健師が出席する会で、月に一回開催されている。

マリさんにとっての連絡会は、保健所保健師が入ることで「より客観的に見れる」機会になっている。村保健師同士の話し合いでは「同じ空間で仕事をしている」ために「すごく大変そう」

などは伝わっており、「大変そうだから、取りあえずこの大変さをどうしたら乗り越えられるかというような話」になったり、村保健師は「スタッフさんの性格までも」知っているので「あ、この人にこう言っても駄目かもしれないね」と諦めてしまったりすることもあるが、保健所保健師が入ることで「いや、それは言ってみていいんじゃないか」と諦めないで実行を後押ししてくれることがあると語る。

また、マリさんは相談する保健師の人数や所属により、得られるメリットとデメリットを考えて、相談したい内容に合わせて相談している。

このように、マリさんは困難を感じた際には、同僚保健師への日頃からの活動報告をしていたことで、同僚保健師に自分の大変な状況を知ってもらえて共感してもらえていた。そして、同僚保健師から保健所保健師を含めた連絡会で相談することを提案されたことを機に、保健所保健師には客観的に話を聞いてもらえる、保健所保健師を交えた場で相談することで改善に向けた行動を後押ししてもらえると考えるようになった。それにより、相談相手の人数や所属から得られるメリットを考慮して相談先を選択するようになったほか、連絡会で自分が困難を感じていることについて相談するようにもなった。

一人で判断しないで持ち帰る

まあ、だからといって、何でもは引き受けられないし、でも、うまく断らないといけないしというところで、で、保健師連絡会などで出して相談していったんですけど。(保健所保健師からは）一つは事業として、事業運営として、事業計画と事業評価を見直したほうがいんじゃないかということと、それがしっかりしていれば、それに沿っていけばいいので、何か質問があったりとか、要望があったときも、それに沿って話ができるんじゃないかということと、あとは、付属的なことなんですけど、最初に、最初から自分で判断しないで、無理だなと思ったことも一度持ち帰って、相談してから答えるというふうにすると、すごく印象がいいというか、うまくいったりとか。もしかしたら自分は駄目だと思ったんだけど、意外とできることもあったりするかもしれないので、その二点が、結果的にはすごくあの見直すきっかけになったなと思うんですけど。［1］

そうですね。何か、その事業評価にたどり着くまでは、すごく疑心暗鬼なというか、何をどうしたらいいのか、分からない状態だったんですけど、「事業評価がしっかりすれば、この問題が解決するかもしれない」というふうに分かった時点でもう事業評価に集中すればいいんだというのが分かったので、すごくやりやすかったです。［1］

マリさんは、協働する住民達からの意見を否定してしまったことで「関係が崩れ」たと感じたが、「だからといって、何でもは引き受けられない」ため「うまく断らないといけない」と考える。マリさんは、上手い断り方について保健所保健師との連絡会で検討することにした。

それに対し、保健所保健師は、対症療法的な回答ではなく、そのような状況になった根本的な原因として、事業計画がないことについて助言する。

保健所保健師からの助言には、事業計画のほかに、「最初から自分で判断しないで、無理だなと思ったことも一度持ち帰って、相談してから答えるというふうにする」ことを指導された。この方法をマリさんは「すごく印象がいい」「もしかしたら自分は駄目だと思ったんだけど、意外とできることもあったりするかもしれない」と理解し、受け止めた。

マリさんはこれまで感じてきた問題、困難感について、事業評価がその解決方法になると納得がいったことで、マリさんは集中して事業評価に取り組むようになった。

このように、島内保健師の連絡会があったことで、マリさんは、困難を感じていた出来事の根本的な原因と解決方法が分かるようになった。

ビジョンを共有する

（スタッフに対して）明確に伝えられるようになりました、理由を。例えば、その数を増やせない理由とかそういうのも、それについての理由を今まではそこだけに的を絞って答えていたと思うんですけど。「それは事務的に無理なことだ」とか。でも、そうじゃなくて、もう少し広ーく説明できるようになって、「育児学級というのはそもそもこういう目的で」、例えばきっかけづくりだったりとか、「そういうことでやっていることだから、こっちをやるよりもこうしたほうがいいんじゃないかと思う」っていうような感じで、すごく大きくとらえて話ができるようになりました。今までだったら、その一つ一つに対症療法的に対応するだけだったことが、育児学級のビジョンを語れるようになった。何か、例えば「工作もいいけど、工作よりは、お母さんと子どもと、お母さん同士、子ども同士、ボランティアさん同士、ボランティアさんと親子が交流できるのは、今までのような運動遊びのほうが、C島の参加人数とかを考えると交流できるんじゃないか。なので、工作よりもリズム運動を今回はやろうと思うんですけど、どうですか」というような。【1】

あとは、「健康教育の時間をもっと短くしてほしい」とかっていう要望もあったんですけど、そこも「目標の中に、お母さんの知識不足でつらい部分を取り除くような、知識をつけるというような目標も入れたので。この目標を入れるには、これ以上短い時間だとちょっと難しいので、もう少し時間をください」とか、「ここまでだったら短くできるので」とか。あとは、スタッフさんのほうから、「この時間よりも、最初の時間よりも最後の時間のほうがみんなしっかり聞いてくれるよね」というような。なので、「健康教育最後に回したほうがいいんじゃない」っていうふうに言ってくれたりとか。そういうところで、目標、目的ははっきりしても、やっぱりビジョンは若干違う部分はもちろんあると思うんですね。保健師とスタッフっていう、経験とか立場とか知識の違いから。ただ、そこを少しずつお互いが許容できるようになったのは、たぶんその事業計画ができて、目的、目標をお互いに確認できて、私の中でも整理がついて、うまく説明できるようになったというのが大きいかなと思います。【1】

ボランティアさんによって、スタッフさんによって、考え方がやっぱり違ったりして、まだまだ事業計画として挙げた、保健センターとしての育児学級というものを完全に理解してもらっている状況ではないなと思うので。保健センターのやる事業としてはこうなので、他の人の意見は全然取り入れられないというふうな頑ななふうに、ふうな考えを持ってはいけないないなと思うんですけど、ある程度事業の目的とか目標があるので、そこに沿うような形で、まああの、これからもうちょっとボランティアさんの育成だったりとか、ボランティアさんのグループの、少し保健センターから離れたところでも育児支援ができるような民間のボランティア団体というか、民間の子育て支援団体というか、サークルというか、何かそういうものに、今あるものが発展していったらいいなというふうに、個人的には考えているんですけど。［1］

マリさんは、住民からの意見に対し、「それは事務的に無理なことだ」などと回答するだけで、その背後にある理由までは説明できていなかった。事業計画を立てたことで、住民からの意見に対し、保健事業のビジョンを伝えて、広い側面から説明できるようになったと感じている。さらに、「他の人の意見は全然取り入れられない」という「頑なな（中略）考えを持ってはいけないなと思うんですけど」や、「ある程度事業の目的とか目標があるので、そこに沿うような形で」などの語りからは、協働する住民の意見でも、事業の目的・目標に沿わない意見は取り入れられないという意味合いが含まれている。

マリさんは、住民間で考え方が違うのは、まだ「保健センターとしての育児学級というものを完全に理解してもらっている状況ではない」からだと考え、事業の目的・目標に沿った、協働する住民に対する人材育成が必要だと考えるようになった。

このように、マリさんは、事業計画を立てたことで、住民からの意見に対して保健事業のビジョンを踏まえて保健師の考えを説明することが出来るようになった。そして、スタッフ間でも意見が異なる人がいる状況から、住民スタッフはまだまだ完全には理解できていないと考え、事業目的や目標に沿うような形で人材育成をしたいと考えるようになった。

上司を頼る

持ち帰るよさは、自分の中でももう一度深く考えられることと、冷静な状態で考えられることと、あとは相談できること。相談も保健師間だけじゃなくて、上司というか、事務にも相談できること。［1］

保健師以外の人が入ること、すごく頻度としては少ないんですけど、こういうようなちょっとトラブルのようなことがあったりとか、この事業じゃなくっても、これまでの保健師さんの話を聞いたりした中でも、外の機関とのトラブルとか、そういうような話も今までよく聞いてきたので、そういうところにはやっぱり保健師と他機関とか、保健師と他職種とかっていうよりは、上司に間に入ってもらって、事務方に間に入ってもらったほうが、リスク回避じゃないですけど、リスクも減るし、事務にも内容を知ってもらえる、サポートもしてもらえるという意味では、気を付けるようになったことだと思います。あとは保健師から言うよりも、地元の人で、年長者で、事務の経験があって、係長なり事務長という肩書きがあったりすると重みも違ってくるので、すんなり通りやすいというのもあると思いました。［1］

マリさんは、住民と協議する際、その場で判断するのではなく「持ち帰る」ことの良さを、インタビュー後半で振り返っていた。保健師も「冷静な状態で考えられること」、「上司」などの「事務」とも相談できること、他機関との連携も取れること、協議した住民にとっては年長者で肩書きのある管理職も検討に加わることで答えの重みが異なり受け入れやすいことを、持ち帰る良さとして整理している。

このように、住民からの意見に対しその場で回答せずに一度持ち帰って職場で検討するという助言をもらったことにより、マリさんは住民の意見を持ち帰れるようになった。これにより、住民からの意見について同僚保健師や上司に相談できるようになり、住民スタッフを説得しやすくなることで、上司の事務職経験や肩書きが役立つなどのメリットを理解するようになった。

事業計画が解決の糸口となる

マリさんは、保健所保健師から助言を得たことで事業計画の作業を精力的に進めていった。事業計画については一回目から三回目のインタビューで毎回語りがあった。

（育児学級について相談した場で保健所保健師から助言を受けて）そこから全事業評価をもう一度見直してみようということで、今までC村は、事業計画というのを毎年更新するということはしていなかったんですけど、今までの既存のものをまあ何とか続けていくというような形でやっていたことを、たぶん、それは今までの保健師さんも、C村はここ最近、二年ずつぐらいで人が交代していたので。なので、それでずっとやってきていたんですけど。事業計画は、そもそも毎年更新するもので、実績と評価を毎回上げなきゃいけないということも、それまでは私も知らなかったので、なので、それを保健所の保健師さん中心に、保健師連絡会の中で相談しながら作り上げていったということをやりました。［1］

そもそもの大きな、漠然とした目的しか挙がっていなかったことを、目標のレベルまでもう一段階設けて、今年の目標という感じで具体的にしたことと、あとは、目的、目標から見直していったので、目的、目標と、えー、まあ、どうそこから派生して、どういう方法でやるのかとか、どういう物を使うのかとか。そういうところも、目的、目標がぶれずにしっかりしたことで、すごく明確になったので、で、そこが明確になってから、うまくいくようになったなーというのがありました。なので、それはどの事業でも同じで、PDCAサイクルの本当に初歩的な基本的なものなんですけど、それを、それが大体一年目のときにできたので、そのいいきっかけになった出来事でした。［1］

（事業計画は）もう本当に最初は当てはめていけばいいような感覚でやっていたので、まあ目的は漠然としたものだったんですけど、最初は。でも、それもちょっと法律から取ってこようとか、ちょっと県の提示してあるものから取ってこようとか、そういうレベルから始めて、どんどん埋めていって。で、それをまた次の連絡会で出してみて、これだともっと目標が漠然と、目的が漠然としてるから、もう一個目標をつけたほうがいいんじゃないかという話になって、じゃあ次回までに目標をもっと詳しくとか、直すところを修正していって。で、また見せたら、目標としてはもうちょっとこういうほうがいいんじゃないかというような話になってというような感じだったので。事業評価を見直して、明確にしようと決まってからは、私の中では、もうそれに集中すれば問題が解決するだろうという希望があったので。なので、特にその作成の時点での苦労は、本当にそのために時間を取るというぐらいで。それも、連絡会での相談をしながらだったので、安心感がありました。［1］

マリさんが感じてきた問題、困難感について、事業評価がその解決方法になると納得がいったことで、マリさんは集中して事業評価に取り組むようになる。

事業計画がなかったことについて、マリさんはC村では新任期保健師が着任し二年程度で退職する事態が最近続いており、既存の事業計画をなんとか続けていくという状況が背景にあり、「事業計画は、そもそも毎年更新するもの」で「実績と評価を毎回上げなきゃいけないこと」も「知らなかった」と語る。そしてマリさんは保健所保健師の指摘を受け、保健師連絡会で相談しながら作り上げることが出来た。

一回目のインタビュー時点では、マリさんは、事業評価は法律や県の提示しているものから取ってくるという考え方で作成していた。この作成方法は二回目以降変化していく。

このように、C村では一度立てた事業計画を長年更新せず使い続けていた状況があった。マリさんは、事業計画は毎年見直し更新するものであることを知らなかったが、連絡会で保健所保健師に事業計画の立案の必要性について助言を受けることで、見直すようになった。見直す方法として最初は、法律や県が提示した資料の文言を参考にして事業計画を立てていたが、保健所保健師から継続的に指導を受けることで、事業の目的・目標を自分で考えて明確にすることができるようになった。

その一つの育児学級というものを通してやった事業計画の見直しが、他の事業でも全く同じように使えたので、私が来るまでちょっと欠員で行えていなかった両親学級の復活だったりとか、そういうものにも使えたり。あとは、もちろん今まであった事業計画、乳児健診だったりとか、そういうものも全て見直すことができたので、この一年で、あのそこがすごく大きく変わりました。で、そこが、ちゃんと自分の中でも押さえられたので、それが個別支援にも生きているなーと今思います。そのPDCAで、Plan（プラン）、Do（ドゥー）、See（シー）を実感できた、ことだったなと思います。実感できたので、それで事業でも個別支援でも。［1］

さらにマリさんは、困難を感じていた事業以外の、自分が主担当となっていた母子事業すべてについて事業計画を見直すことができた。

このように、納得ができるまで繰り返し指導を受けることで、納得がいく事業計画を作り上げることができ、さらに、自分が担当しているほかの事業についても事業計画を見直すことができた。また、事業計画で学んだPDCAサイクルを個別事例の支援でも活用するようになった。

PDCAサイクルの二周目

ＰＤＣＡサイクルを見直していく中で、ま、今まではどちらかというとその事業とか、その時のことを振り返るという部分が多かったんですけど、それが一年間でできたので、二年目またさらに改善してやってみたところで、で、さらにプラスアルファして、全体の統計だったりとか、そういうところまで見直すことができるようになって。で、そういう統計を使ったりとか、もう少し全体の地域を見たりとか、自分のその保健センター内のことだけではなくて、村内のほかの機関はどうなっているかとか、そういうところにまで少し目を向けることができたので、んーと、そこから地区診断を少し始めようというところに、この二六年度の後半でなってきたかなと思います。［２］

（業務分担の変更をしたことで）二七年度からかわることになって。で、ただ、今まで母子保健をＰＤＣＡサイクルで見直した経験があったので、なので、取りあえず担当が替わったところで、今まではやっていなかったけどその事業も見直そうということで、計画書の目的から全部一度見直してみたんですね。で、そこで、今まで事業は違うにしても、あの、ＰＤＣＡサイクルの経験をできたことで、まあ、それを同じようにやればいいんだなという感じで。［２］

地区診断って、すごくたぶん保健師活動の全体というか、根本というかだと思うので、そういう意味では全体的なレベルアップができているんじゃないかなというふうに自分では思ってい

ます。［2］

「ＰＤＣＡサイクル」で事業を見直していく中で、年数を重ねるごとに、マリさんは振り返る部分と見える範囲が広がっていくことを感じている。「今までは（中略）その事業とか、その時のことを振り返るという部分が多かった」が、二年目まで取り組んでみたところで、「全体の統計」まで見直すことができるようになった。さらに、「全体の地域」や、保健センター内のことだけではなく「村内のほかの機関はどうなっているか」まで少し目を向けることができるようになっている。

マリさんは「地区診断って、すごくたぶん保健師活動の全体というか、根本」といい、自分がＰＤＣＡサイクルを回して、その末に、地区診断を始めようと思えるようになったことで、「全体的なレベルアップができている」と自分の成長を感じられている。

このように、マリさんは、一年間事業を実施しながら事業計画を見直したことで、事業計画において地区診断が重要であることに気づき、統計的データや他機関の状況にも目が向くようになった。また、業務分担の変更がきっかけとなり、新しく担当になった事業の事業計画を全て見直すことができるようになった。

漠然とした不安がなくなる

全体の流れが分かれば、一つの事業でそれがしっかりトレーニングされればどの事業にも反映できるんだなというのも、実際に担当を入れ替えてみて、やってみて分かったことですね。なので、そういう不安が少しなくなりました。自分がやっていない事業とか、携わっていないことに対して、知らないということはたぶんすごく不安なことだと思うんですけど、でもその知らない不安もどの事業もやればできるというか、こうやって見直すことができるというのが分かったことで、何をやればいいかとか、どうやればいいかという漠然とした不安がなくなる。今持っている事業に対しての漠然とした不安もないですし、まだ持っていない事業に対する漠然とした不安もなくなりました。 ［2］

計画書を作る意味の一つに、私は次の人に引き継ぐという意味もあるんじゃないかなというふうに思って、人が替わっても、替わっていないとしても、例えば今までだと二年だったり、三年で保健師が替わってきて、昔のものが何も残っていないという状態で、○○さん（部署内同僚保健師）も私も事業を行っていかないといけないという状況になっているので。その時にもう少し前の人が何をどうやっていたか、情報を残しておいてくれればもう少しスムーズにできたのになとか。あと、逆にこれだけ二年かけてしっかり作ったものがあるのに、それを残しておかないと、また同じやりとりを次の人なり、ま、自分なりがすることになるんだと思うと、そういう意味でも残しておくという意味で、そういうエピソードがあったということだったりとか、過去にそういうことがあったからこの事業はこういうふうになったんだというのを、しっかり計画書に残していくという意味も計画書には。ただただ事業を見直すだけではなくて、次に残すという意味もあるのかなと感じています。 ［2］

マリさんは自分が一番最初に壁にぶつかった事業について、事業計画を立てられたことで、最も困難目的と目標を明確にするという大切さに気づけた。さらに、二回目のインタビューでは、年度が替わり業務分担を変更したことで、マリさんは今まで携わっていない事業を担当することになった。マリさんは前任者が立てた事業計画を見直すことから始めた。根拠法令や関連する資料を読み込み、事業の全体を把握したことで、その事業の目的、目標を明確にすることで、実施内容では何をやればいいのかが自然に明確になっていくようにマリさんは感じた。そこから、「今持っている事業に対しての漠然とした不安もないですし、まだ持っていない事業に対する漠然とした不安もなくなりました」と語るように、担当していない事業に対する漠然とした不安が軽減された。

また、これまで事業計画を見直していなかったことについて、「昔のものが何も残っていない」という状態で事業を実施しなければならなかったことを振り返る。「それを残しておかないと、また同じやりとりを次の人なり、ま、自分なりがすることになる」と考え、そうならないようにするために「過去にそういうことがあったからこの事業はこういうふうになったんだというのを、しっかり計画書に残していく」ことで、後任の保健師がスムーズに活動できるようになると考えるようになった。

このように、マリさんは、業務分担の変更があったことで、今まで関わってこなかった事業を担当するようになったが、納得がいく事業計画を作り上げたことでの学びを活かし、新しく担当になった事業の事業計画を全て見直すことが出来た。それにより、未経験の事業に対する漠然とした不安もなくなった。また、事業計画として残すことで後任保健師の負担を軽減できると考えるようになった。

評価に力を入れる

（島外での事業計画に関する研修を受けたことについて）評価のところをもう少し深めてやったほうがいいんだなというのをすごく影響を受けた研修で、今まで目的・目標をしっかり立てたりとか、内容をそこから考えていくというようなところをしながら、事業計画を見直していたと思うんですけど、評価のところは以外と曖昧だったんだなというところに気付いて。評価も目的・目標に沿ってそのときの様子で付けているようなちょっと曖昧な評価の仕方だったので、もう少し具体的に実施前から評価の計画を立てておく必要があるんだというところと、あと、目標をそのまま評価に当ててしまうと、結構ぼんやりしたような評価になってしまうので、目標からさらにもう少し評価をどうやってしていくのか、どんな指標を使うのか、どんな指標を使って、どうなったらどんな評価が出るのかというところまで、事業計画の中に評価計画をもう一つ盛り込んだほうがいいんだなというのをすごく学んだ研修で。［3］

三回目のインタビューの前に、マリさんは事業計画についてもっと学びたいと思い、島外での研修に参加していた。これまで取り組んできた事業計画について改めて勉強しなおしたことで、特に評価の部分が曖昧だったことに気づくことができた。

このように、納得がいく事業計画を作り上げたことをきっかけに、事業計画について学びたいと考えるようになり、島外で事業計画に関する研修を受けたことで、事業計画の評価がまだ曖昧だったことに気づくようになった。

(2)【島内関係機関職員が変わるたびに委託事業でトラブルが起こることへの懸念】を発端とする経験

小児の予防接種が診療所との委託契約で、かなり今までもすごくトラブルが多い事業になっていて、今までそれで辞めてしまった保健師もいるぐらい。(中略)(診療所の)先生が一年置きに替わるので、その先生の方針で事業が左右されてしまったりとか。例えばその、同時接種はしたくないという先生が来てしまえば、同時接種してもらえないので、ただただその同時接種できないと遅れてしまったりとか、いろんなそういうトラブルにつながったりとか、それで医師との関係が悪くなってしまってとか、そういう部分で今まですごくトラブルが多かったみたいだったので。そういうトラブルを無くすために、その時は医師と保健師で対立という感じになってしまったので、それはもうスタッフ同士になっちゃうので、全て保健師の責任というわけではなくて保健センターの事業だから、保健センターの責任としてできるような体制を整えないといけないなというのが、今まで保健センターの保健師のずっと課題だったと思うので。［1］

マリさんは、島内にある診療所へ委託している予防接種に関する過去のトラブルを伝え聞いている。そのトラブルでは、医師対保健師という職員間の問題となってしまっていたり、保健師の退職にまでつながったりしていた。マリさんは保健師の責任とするのではなく、保健センターの事業として解決する体制を整える必要があると考えている。

このように、マリさんには気にかかる現象と感情として【島内関係機関職員が変わるたびに委託事業でトラブルが起こることへの懸念】がある。

他機関との役割を明文化する

そういう部分で年一回、去年、おととしから打ち合わせを必ずやるようにしようということになって、文書で残して、決裁を回して、必ず全員のはんこをもらうようにしようというふうにして。で、何かあった時は事務長を通したやりとりをしよう、全て保健師の責任にならないようにしようという、これはちょっと保健師側からの働きかけなんですけど、なるべく事務職にも理解してもらえるように進めていっているところで。でそれによって、今の事務長はすごく理解のある方なので。で、あとは、保健師から「ちょっとこれは事務長から言ってもらえませんか」とかというような感じで、なるべく事務長から言ってもらって、保健師だけに責任がかからないようにというか、保健センターの事業としてやっているんだというのをちょっとアピールできるようにしていくという意味で、資料もちょっとボリュームも増やして、委託事業とは何なのかという部分から。［1］

ちゃんと委託している事業で、委託の事業は委託先の診療所が本当は予約からワクチン管理から全てやるのが基本だけども、ただマンパワー不足だから保健センターができる部分、ワクチン管理や予約は補っているんですというようなことをちょっと明文化したりとか。その部分はちょっと徹底して、特に私が担当している間はここを消さずにいきたいなという。なんかちょっとたぶん保健師の中でもきっと賛否両論あって。この部分に関しては○○さん（同僚ベテラン保健師）は良い、そんなに、しっかりやってあればという感じだと思うんですけど、○○さん（部署内同僚保健師）はどちらかというと関係が悪くならないように、あんまり明文化するのは避けたほうがいいのではないかというような指摘もあったんですけど。ただ、明文化しておかないと、言った、言わないになったりとか、保健センターの仕事なのにこっちがやらされているというような意識が広まったりするので、（中略）診療所全体で取り組んでもらう仕事なんだというのをちょっと広めていきたいなという意図があってやっています。［1］

関係機関とのトラブルを防ぐために、マリさんの部署ではこの二、三年の変化として、年一回「打ち合わせを必ずやる」ようになったり、「文書で残して、決裁を回して、必ず全員のはんこをもらう」ようになったり、「何かあった時は事務長を通したやりとりをしよう、全て保健師の責任にならないようにしよう」などの保健師間の共通意識を持つようになっていた。

事業計画を立てる際に、マリさんは、他機関との取り決めの詳細や、取り決めるに至った経緯について記載することにした。この部分については事業計画に記載するかどうかは、同僚保健師と意見が異なっていた。しかし、マリさんは保健師個人が一人で責任を追うことがないようにするためと、「言った、言わない」「やらされている」という争いを収めることも出来ること、あとで同じことを繰り返さなくなるようにと、敢えて意図的に事業計画に記載をすることにした。

このように、関係機関と役割分担についてのトラブルがあったことで、マリさんは、他機関が関係する事業では事務職上司を巻き込んだ体制づくりを心がける大切さを同僚保健師と共有することができた。さらに、同僚保健師との意見が分かれた経験から、改善に向けた取り組みを途絶えさせない必要があると強く意識するようになり、他機関との役割分担について事業計画に明文化することができた。

事務職と保健師が一緒になって

保健センター全体でやる事業なのに、結構健康にかかわるとか、そういう部分になると保健師がやるんじゃないというような雰囲気が今まであったというのを知っているので、なのでそういう雰囲気に戻らないように。流れが、今比較的事務も大半の部分を一緒にやってとか、事務も内容を理解してやっていこうというふうになっているところなので、それはそのまま継続したいなと思ったので。なので、そういう役割分担を明確にしないと活動としても、今後の人が替わるにしても、替わらないにしても、そこを後退させるのは良くないなと思ったので。あくまでも事務と、事務職と保健師が一緒になって一つの目標に向かってやっていくというのが理想かなと考えたので、そう思いました。［2］

役割はしっかり分けておかないと効率も良くないと思うので。効率も悪いし、効果的でもないと思うので。（中略）私はどちらかというと事務職にやってもらえるような事務作業は事務職に、保健師しかできないことを保健師がやったほうがいいと思うので、そこが役割分担で、その役割分担がチームワークだと思います。自分の一番できる部分をというか、一番発揮したほうがいい部分をやったほうがいいんじゃないかなと思うので。［2］

マリさんは、事務職員は医療のことは分からないと保健師に業務を任せてしまいがちという雰囲気があることを把握していた。今は「比較的事務も大半の部分を一緒にやってとか、事務も内容を理解してやっていこう」という流れがあると考え、以前の状態にもどらないように現在担当してもらっている業務を引き継いでもらうよう、事業計画にあえて盛り込むようになった。

このように、マリさんは、健康に関する業務は全て保健師に任せるという雰囲気が過去にはあったことを聞いたことにより、事務職と役割分担できている今の状況の継続や、事務職と保健師が一緒になって一つの目標に向かう重要性、事務職との役割分担により保健師の業務の効率の向上について考えるようになった。

（3）【保健師として経験年数に見合った成長ができているのか分からない不安】を発端とする経験

自分ではあんまり、こう振り返る機会もなかったりとか、あとは自分ではすごくアピールしたいものの、もうみんな普段やっている感じで、知っているという感じなので、そんなにこうやって振り返りをしてもらったりとか、聞いてもらう場はあんまりないなというのを感じます。

［2］

統括保健師もいないですし、ま、〇〇さん（同僚ベテラン保健師）が半分その役目を果たしているといえばそうだと思うんですけど、技術を教えてもらったりとか。ま、新生児訪問に前は一緒に行っていたというところでは、本当に面接技術だったりとか、そういうのを間近で見れる先輩がいるというのはほかの島に比べてすごく恵まれているところだと思うんですけど。かといって統括保健師ではなくて、課も違うんですね。なので……振り返りだったりとか、そういう系統立てた……プログラムの中で保健師としてのスキルを向上させるというか、そういう場はないと感じるので。かといって、そういう部分を上司がやるわけでもなく。ただ上司である事務職も保健師の仕事だったりとか、保健師がこうあるべきだというのは全て知っているわけではないので、そういうことを求めるわけにもいかず。そういう意味で、振り返る……、まあ、事例の振り返りとかはあると思うんですけど、こういう感じで全体……、焦点を保健師の私に当てて振り返っていくという機会がないなと思います。

［2］

振り返りだったりとかそういうものもないのもありますし、統括保健師とかそういう客観的な目で見てくれる人がいないというのもすごく不安な要素ではあるんですけど。

［2］

客観的な指標とかもないですし、次に何をやれば自分の保健師としてのスキルが上がるのかというのが不明確。（間）そういう意味で自分が本当にスキルアップできているのか、保健師として経験年数に見合った成長ができているのかというのを実感できない。［2］

事業評価も、村でやった保健師研修のほうも、ま、日々の実践に即した研修で、日々の実践を振り返るような研修、で、振り返りは日々やって……アセスメントを考えたりする上で振り返りも同時にできてる部分もあったりとか、その都度処遇を検討する……したり相談する場でも振り返りはある程度はやっていると思うんですけど。こういう感じですごく深く、自分の内面まで見てだったりとか、事業の根本の部分から見直す、振り返るような機会は、こういう研修っていうようなその時間を確保されて、その機会が与えられて初めてできるのかなと思うので。［2］

マリさんは、自分の保健師としての成長について「振り返る機会もなかった」と語る。「こうやって振り返りをしてもらったりとか、聞いてもらう場はあんまりない」というように、本研究に参加したことは、マリさんにとって保健師としての自分を振り返る機会となっていた。マリさんが振り返りたいのは、「事例の振り返りとかはあると思うんですけど、こういう感じで全体……、焦点を保健師の私に当てて振り返っていくという機会がない」や「保健師として経験年数に見合った成長ができているのかというのを実感できない」と語るように、実施した看護実践の振り返りではなく、自分が保健師として成長が出来ているかの振り返りである。

振り返る機会がない理由を「みんな普段やっている感じで、知っているという感じなので」と語るように、同僚保健師は互いの活動を日頃から見て知っている状況であることも関係していると考えている。

自分では保健師としての成長が出来ていると実感することが難しいと考える理由として、「振り返りをしてもらったりとか、聞いてもらう場はあんまりない」、自分の成長を「統括保健師とか（中略）客観的な目で見てくれる人がいない」、「系統立てた……プログラムの中で保健師としてのスキルを向上させるというか、そういう場はない」「上司である事務職も保健師の仕事だったりとか、保健師がこうあるべきだというのは全て知っているわけではないので、そういうことを求めるわけにもいかず」「客観的な指標とかもない」「次に何をやれば自分の保健師としてのスキルが上がるのかというのが不明確」など、様々な要因を考えている。「振り返るような機会は、こういう研修っていうようなその時間を確保されて、その機会が与えられて初めてできる」と語るように、「時間」や「機会」が確保されて初めて出来ると考えるようになっていた。

このように、マリさんには【保健師として経験年数に見合った成長ができているのか分からない不安】が気にかかる現象と感情となっていた。その気にかかる現象が起こる背景として、マリさんは、同僚保健師は互いの活動はよく知っている故に、同僚保健師同士で保健師としての成長を改めて語るという雰囲気がないことが関係すると考えるようになる。また、自分自身で振り返りたくても、保健師としての成長を客観的に見てくれる人がいないことや、系統だった人材育成プログラムがないこと、客観的な指標がないといった状況もあった。そのような状況から、マリさんは、保健師としての成長についての役割を事務職上司には求められないと考えたり、研修のように時間と機会を確保されないと振り返ることは難しいとも考えるようになっていた。

研修機会の不平等

研修になかなか行けなかったりとか、研修が平等な機会が与えられていないというのが私は最近すごく気になるところで。 ［2］

統括保健師なり、上司なり、そういう立場の人がしっかりいればそういうところ（研修に参加できているか）まで管理してくれるんじゃないかなとか。あとはラダーみたいなものがしっかりあれば、そういう不公平感はないんじゃないかなというような。もう本当にお金とか時間も、不公平になるので、そのあたりがちょっとモチベーションが下がるところですね。 ［2］

マリさんは「研修が平等な機会が与えられていない」と語るように、同僚保健師間で参加している研修が平等でないことに気付いたことがきっかけとなり、研修について全く管理されていないと感じるようになる。島内で開催される組織外研修は、保健所が開催するものが一年に一回程度あるが、それ以外の研修は全て島外にいく必要がある。C村は日帰りは困難であり、研修参加には交通費や宿泊費も必要になる。C村では公的費用で研修に参加した履歴も管理されておらず、マリさんは保健師間で不平等であることに問題を感じている。また、「統括保健師とかそういう客観的な目で見てくれる人がいない」と、C村にはベテラン期保健師がいるが、部署を超えて保健師全体を管理するような役割は果たしてはいないと考えるようになる。

このように、C村では、保健師の研修参加について誰も管理しておらず、公費による研修参加において同僚保健師間で平等でない状況が生まれていた。マリさんはこの状況に気付いたことで、研修参加や保健師の成長を管理する人や仕組みが必要であると考えるようになった。

保健師連絡会に行きたい

もう少し（離島）保健師が働きやすいような環境になるならいいなと思うところなんですけど。あとは、たぶん県もあんまりそういう部分に視点を、視点を当ててくれていない気がして、なのですごく急に研修の日程だったりとか、保健師連絡会（県内離島町村が対象で本土で開催される）の日程が決まって、でもそこは事業が入っていてという。貴重な一回なのに事業が入っていて、もしかしたら出られないかもしれないというような、それがもっと早く決まって。（中略）日程だけでも、その日だけ事業を入れないようにしたりとか、年度始めとか、年度始めより前に決まっていればそれができるのに。［2］

私はその一回にすごく懸けて行くのに。なんか周りの人だったりとか、その研修を調整してくれている人たちにはあんまりその切迫感だったりとか、もうどれだけの思いでその一回に行くのかというのがあんまり伝わっていないないなとはすごく思います。［2］

マリさんは離島町村を対象とした研修や保健師連絡会について「日程だけでも（中略）前に決まって」いれば、「その日だけ事業を入れないように」工夫することが出来るのにもかかわらず、「急に研修の日程だったりとか、保健師連絡会の日程が決まって」と語るように、研修や保健師連絡会の日程が直前に決まることが多く、「事業が入って」いれば参加できない状況があった。「研修を調整してくれている人たちにはあんまりその切迫感だったりとか、もうどれだけの思いでその一回に行くのかというのがあんまり伝わっていない」と語るように、研修主催者や村の同僚保健師からの配慮が足りないと考えていた。

このように、離島町村保健師を対象とした連絡会の日程が直前に決まるために、保健事業の予定があって連絡会に参加できないことがあったことから、マリさんは、一回の研修や連絡会にどれだけの思いや切迫感を持って参加しているのか周囲の人々に伝わっていないと考えるようになる。

この環境でどう成長できるか

（研修や連絡会に行けないことについて）自分で……そういう、まあ不満な思い、不平等な思い、不平等に納得できない思いとかを自分で……なんていうんですかね、アセスメントする力というか。［2］

自分で今目の前にある、できることをやるとか、今自分がやっている結果にたどり着くんですよね。自分で研修に行くしかないとか、文献で勉強するとか、まああとは保健所の保健師さんを頼って、どうすればレベルアップできるのか、今の自分に何が足りないのかを分析してもらうとか。(中略) 今ある環境の中でそれをどう変えるかというのを結局は考えつくに至るんですよね。［2］

こうやって振り返る機会もなければ、そうですね、自分に焦点を当てるという機会もなかなかないので。本当に自分に焦点を当てるのは自分一人の時という感じなので。そういう意味では(研究に参加したことは) すごく貴重な機会だと思います。あとは、すごく自分がどういうことを発信したいのか、というのも、たぶん今日この話をするなと思った時に、では何を準備していこうかと考えるところからそういう意識に向いていると思うので、そういう意味ではそういうことを考えるきっかけにもなりました。［2］

マリさんは島外で実施される研修や連絡会に参加できない状況について語った後に、そのような状況であることを踏まえ、「今ある環境の中でそれをどう変えるか」ということを考えるようになる。研修や連絡会に行けないことに対する「不満な思い、不平等な思い、不平等に納得できない思い」を「自分で(中略) アセスメントする力」や、「自分で(自費で) 研修に行く」ことや、「文献で勉強する」「保健所保健師さんを頼って、どうすればレベルアップできるのか、今の自分に何が足りないのかを分析してもらう」等自分が保健師として成長する方法を考えていた。

また、「自分に焦点を当てるのは自分一人の時という感じ」であったことから、本研究に参加したことも「振り返る機会」となっていた。研究参加にあたって何を話すか「何を準備していこうかと考えるところからそういう意識に向いている」ことも振り返る機会になっていた。

このように、研修や連絡会に参加できないことにより、今ある環境の中でいかに保健師として成長できるようにするかを自分で考えるようになった。

「すごく遅れているんじゃないか」

全体的に見て自分はこれでいいのかというのもですし、一つの事例、一つの事業を挙げて本当にこれでいいのかというのも、すご一く分かりにくいんですよね。評価してくれる人もほんと先輩も限られていて、その先輩がいつも一〇〇パーセント正しいわけでもなくて。(中略)ほんと今一つ二つの面しかないので、そういう部分はたまにこういう第三者というか、そういう人からの評価だったりとか、振り返る機会がないと分からないですね、本当に。本当に自分がスキルアップしているのか成長しているのか、あとは今進んでいる方向でいいのかどうかみたいな。で、どちらかというと、ほかに比べてすごく遅れているんじゃないかという不安が常に付きまとうというか。別に遅い早いはないのかもしれないんですけど、やっぱりそれだけ自分で積極的にというか、やりたくてやっている保健師活動であれば、もっとスキルアップもしたいし成長もしたいしっていうふうに思うので、そういうところでたまにそういう評価が欲しいなとか、そういう道筋をつけてくれる人がたまにいればいいのになあっていうのはすごく思い

ますね。　[2]

マリさんは「自分はこれでいいのか」「本当に自分がスキルアップしているのか」「成長しているのか」「今進んでいる方向でいいのか」など本当に成長しているのか分からないと考えていた。そして「ほかに比べてすごく遅れているんじゃないかという不安が常に付きまとう」。本当に成長できているかどうか分からない背景には「評価してくれる（中略）先輩（保健師）も限られていて」「その先輩がいつも一〇〇パーセント正しいわけでもなくて」「今一つ二つの面しかないこと評価してくれる先輩が一、二人しかいないことやその先輩がいつも必ず正しいわけではないことを挙げている。そして「たまにこういう第三者というか、そういう人からの評価だったりとか、振り返る機会」「たまにそういう評価が欲しい」「道筋をつけてくれる人がたまにいればいいのに」と、不定期であっても時々は第三者からの評価が得られることを希望していた。

このように、自分が成長しているのか分からないことで、他に比べてすごく遅れているんじゃないかという不安が常に付きまとうようになる。加えて、評価してくれる先輩保健師が少数で限定的あることや、先輩保健師がいつも必ず正しいわけではないという思いから、保健師として成長しているか不定期であっても時々は第三者からの評価が得たいと考えるようになっていた。

（4）【同僚保健師間で意思疎通や意見交換ができないことに対する不満足】を発端とする経験

マリさんは、自分が一生懸命関わっていたある困難事例について、先輩ベテラン保健師から家庭訪問をしばらく中断するように命じられたことがあった。マリさんは納得がいかないまま指示に従ったところ、対象者が怪我をしてしまうという結果に至ってしまった。そのときの出来事を保健所が島内で主催した研修会でマリさんが題材に取り上げたところ、マリさんの支援の進め方について関係機関から苦情があったために家庭訪問の中断を命じたこと、そして、関係機関から苦情があったことをベテラン保健師は意図的にマリさんに言わないようにしていたことが分かった。マリさんは研修会でレポートを読み上げてくれた。

マリさんのレポート：一番つらいときにかかわれないのが責任がない行動だと感じたりとか、これまでの対応を全て否定されたように感じた。しかし、動いて何か問題が起きれば誰も助けてくれないと思い、動くことができなかった。訪問をやめた直後に本人がけがをして入院となった。このとき保健所保健師は論理的に状況を聞き、相談に乗り助言してくれていると感じた。今は保健師として動くべきときだと助言があり共感できた。これまでの支援は逸脱した対応ではなかったと支持してもらい安心した。ここで保健所保健師の助言を聞き入れられなかったことと、自分の判断を信じられなかったことに後悔し、反省した。対象者は自分のことを好意的に思っているかどうか、体調が悪くても感じる能力はあった。保健師が好意的に接し、ただ話を聞くだけでも本人は落ち着くことがあった。結果は変わらなかったかもしれないが、本人も家族も一番つらいときに保健師として何もしなかったことに申し訳ない思いがした。［3］

今までの経過を振り返っていく中で、こういう結果になった一つの原因として、そのときの保健所保健師が言うように、今までの支援で大きな逸脱はなかったけど、こうやって改めて振り返ってみると、（中略）それは（自分の）経験がなかったりとか、少しやり方のステップがもうちょっと細かく踏めてればクリアできることで、全体の流れとしては良かったんじゃないかというような話し合い、振り返りをその場で講師含めてできて。そこで先輩保健師がその苦情があったことだったりとか、上司からそういう話があったことを隠すことは、ま、隠ぺいのようなものだから、そこで隠さずに、そこで保健師間のカンファレンスを開くなりして、どう対応すればいいかというのを話し合うべきだった。あとは隠さずに、そこで相談すべきだった。なので、私としてはもうそれを知らされていなかったから、余計何も動けなくて、こういうような、すごく否定されたように感じたというふうになってしまったんだということが、この振り返りを通して分かって。［3］

マリさんは、先輩ベテラン期保健師に家庭訪問の中断を命じられたときに、先輩保健師がどうしてそのように言うのか理由がわからなかったこともあり、「これまでの対応を全て否定されたように感じた」。しかし、もし命令に従わず「動いて何か問題が起きれば誰も助けてくれないと思い、動くことができなかった」と研修用に作成した資料に記述していた。

島内で開催された研修会には、講師や保健所保健師と村保健師全員が参加していた。そこでその事例を取り上げたことで、マリさんの支援方法の妥当性を保健所保健師がしてくれたこと、マリさんの行動だけでなく指示を出した先輩ベテラン期保健師の行動も振り返り、マリさんに伝えられていなかった事実があることが判明し、マリさんはその事実を知らされていなかったことで「すごく否定されたように感じた」ことが分かった。

このように、自分が気になっていた出来事について、保健所保健師が主導となって、その出来事に関与した村保健師と一緒に振り返ったことにより、マリさんは、自分が気にかかる出来事でどうしてそのような感情になったか、原因となる状況が分かった。

ファシリテーターが必要

この事例もそうだったけど、今までもそういうことがあるんじゃないか、保健師間での情報交換だったり、カンファレンス、話し合いだったりとか相談。あとはこういう保健師自身の気持ちに焦点を当てたような自己開示をした話し合いがされてなくて、保健師間の関係がすごく悪いから、こういう事例でもそういう問題が出てきてしまうんじゃないかというようなところに発展をして。その場ではそんなに細かくは、この事例はそういう問題があったというところで終わったんですけど、その後の個別の面接だったりとか、あとは保健所保健師との個別の面接で、講師との個別の面接、保健所保健師と私との個別の面接のところで、そういうこの事例だけじゃない、みんな気付いてはいるけど、解決法が今まで分からなかったような問題が明らかになって、町村保健師の中の関係が業務にも影響している。それを今後業務としてももっと円滑な話し合いをすべきだし、(中略) 自分の気持ちと相手の気持ちにも焦点を当てていく。で、そこからいい支援をしたり、自分の健康管理をしたりというようなところにどうつなげていくかというのが、今後の課題というような課題が見つかって、その課題を共有するというところまでまだ行っていない段階だと思うんですけど。［3］

研修会が島内で開催されたことで、村保健師全員で同じ研修会に参加することが出来た。マリさんは、自分が一番辛かった事例を取り上げ村保健師と保健所保健師で振り返ったことで、当時先輩ベテラン期保健師による判断で自分には知らされていなかった重要な情報があったことを知った。そして、自分だけが悪いのではなく、ベテラン期保健師にも間違いがあったことが分かった。研修会後に、自分と保健所保健師、自分と島外から来る講師と面談したことで、村保健師間の関係性の悪さが看護にも影響しているという課題を明確にできた。

比較的、連絡会であれば保健所の保健師さんがファシリテーター役になってくれるので、ファシリテーターがいる場であれば比較的スムーズに話し合いは進むかなと思います。町村保健師だけだと三人で人数も減ったりとか、ファシリテーター役の機能があまり果たされてないような気がするので、三人ですごく話し合いが深まるかっていうと、そこはさっきの保健師研修の課題じゃないですけど、あんまり話は深まらないなっていうふうに、今は感じています。［3］

普段から三人で集まって話してもあんまり活発な意見交換にならないので、それぞれあまり自己開示をしていないような感じがあって、例えば、私がすごく嫌だった思いだったりとかそういうことを自己開示したとしても、「それが嫌だったんだね」っていうような嫌だったことは分かったっていうような、そこで話が終わってしまう。どうすれば解決できるのかとか、そのとき、じゃあ私以外の人はどう思ったかっていうような話にあまり発展しないので。やっぱりファシリテーター役になるような人が一人入らないと活発な意見交換にならない。［3］

マリさんは、自己開示する研修を同僚三人一緒に受けたことで、自己開示することがこれまで三人にはなかったことに気付く。これまでは話し合いも活発でなかった理由として、ファシリテーター役を担う保健師がいないこと、保健師同士で自己開示がなされず同僚三人で普段から活発な意見交換ができていないことに気付いた。

このように、同僚だけではディスカッションが発展しない状況であったが、自己開示する研修を同僚全員で一緒に受けたことがきっかけで、マリさんは、保健所保健師を仲介役に置き日頃疑問に感じていた活動について関係する同僚保健師と話し合うことができた。それにより、同僚保健師同士で十分な意見交換ができないのはファシリテーター役を担う人がいないためであると気付き、保健師が自己開示しないため意見交換が十分に出来ないと考えるようになった。

うすうす気付いていた問題

たぶんこれも一人でやろうと思ったらできなかったと思うんですよ。たぶん保健所保健師だったり、講師の○○先生だったり、みんな問題意識を持っていて、あとは村の中でもたぶんそういうことに着目してくれている人は何人もいると思うんですよ。今の事務職の人たちがどこまでどう思っているかっていうのはまだ分からないんですけど、それとか村のどういう人がどう思ってくれているのかっていうのは分かんないんですけど、たぶんそれを問題だっていうふうに問題意識を持ってる人がいて、もちろん私も、たぶん当人も、みんなそれは問題だとうすうす気付いていて、それをまだ乗り越えられたっていうほどじゃないと思うんですけど、ただ問題が明確になったっていうだけで。たぶんそれを明確にする機会になったっていう感じですね、研修の場が。［3］

その後の個別の面接だったりとか、あとは保健所保健師との個別の面接で、講師との個別の面接、保健所保健師と私との個別の面接のところで、そういうこの事例だけじゃない、みんな気付いてはいるけど、解決法が今まで分からなかったような問題が明らかになって、町村保健師の中の関係が業務にも影響している。それを今後業務としてももっと円滑な話し合いをすべきだし、この中にもあるような自己管理というような部分でも、認知行動療法を使ったりとか、こういう事例に関係することで、自分の気持ちと相手の気持ちにも焦点を当てていく。そこからいい支援をしたり、自分の健康管理をしたりというようなところにどうつなげていくかというのが、今後の課題というような課題が見つかって、その課題を共有するというところまでまだ行っていない段階だと思うんですけど。［3］

保健所保健師や研修会の講師は、村保健師の関係性が悪いことや意見交換ができていないことについて問題意識を持っているとマリさんは語る。そして「みんなそれは問題だとうすうす気付いていて、それをまだ乗り越えられたっていうほどじゃないと思う」が、「研修の場」があったことは「解決法が今まで分からなかったような問題が明らかになって、町村保健師の中の関係が業務にも影響している」ことを「明確にする機会になった」。マリさんは「その課題を共有するというところまでまだ行っていない段階」であるが「それを今後業務としてももっと円滑な話し合いをすべき」と考えるようになった。

このように、現在の村保健師の関係性の改善に役立つ研修に村保健師が参加したことや、研修会後保健所保健師や講師と個別に面接し相談したことにより、マリさんは、保健所保健師や講師が村保健師の関係性に問題意識を持っていたことが分かった。そして、村保健師の中の関係が業務にも影響していることを村保健師間で共有し解決を目指す必要性に気付いた。

保健師数が少ない自治体では、同僚保健師間の情報共有が容易であり、日頃から互いの業務をよく理解し、相談し合える。しかし、その反面、保健師が何か活動上の問題を感じたとき、すでに同僚保健師の力では手に負えない問題にまで膨れ上がっているか、保健師間の関係性のもつれから解決できない状況になっていることもある。

マリさんの場合、そのような問題を解決に導いたきっかけには、保健所保健師からの基本的な保健師活動に関する助言、事務職上司の組織内外との協働についての前向きな意識、同僚保健師全員が参加できる島内での研修会、気にかかる出来事について保健所保健師を仲介役とした同僚保健師間の振り返り等があった。

マリさんは今、さらなる成長へのステップとして大学院への進学を視野に入れながら、島での活動を続けている。

終　章　明日に向かって

小規模離島で働く新任期保健師さんに一年間に渡ってお話しいただき、三名の保健師一人一人が様々な気にかかる現象に直面し悩みながらも立ち向かい進んでいく姿を追うことができました。看護実践の内容がよりよい方向へ変化していたことから、三名とも保健師としての成長が認められたことが確認できました。そして、保健師により語られた、気にかかる現象と感情、そして、そこからもたらされた内面的変化やそれらに影響した他者との関わりや周囲の状況などの経験は全て、離島保健師の成長につながる経験であるといえます。

本書で登場するミキさん、タツヤさん、マリさんは三名とも離島出身者ではありません。初めての離島暮らし、初めて保健師生活。離島出身者でない者にとって、離島での保健師活動は、何もかも新しい経験の連続です。第一章から第三章で現れた気にかかる現象と感情は、保健師三名分をまとめると以下の通りになりました。

・自分の言動が仕事でも生活でも住民から注視されていることへの怖さ。

・個別支援で一度でも失敗したらどう非難されるか分からないことへの恐れ。
・島内に居住している専門職の守秘について住民が不信感を持っていることへの緊張。
・全事業を自分一人で実施するだけで精一杯で事業の目的・目標・評価まで考えられなかったことへの悔しさ。
・噂が耳に入ってくることへの戸惑い。
・支援の必要性があっても本人からの要望なしでは働きかけられないことへの気がかり。
・自分の本当の気持ちを言っても安全な場所も相手もない苦しさ。
・保健師が変わるたびに役場職員や関係者との協働体制を再構築しなければならないことへの驚き。
・自分が納得できるまで島内保健師間で意見交換が出来ないことへの不満足。
・自分が保健師として経験年数に見合った成長ができているか分からないことに対する不安や焦り。

気にかかる現象と感情の内容から、離島の新任期保健師は、それまでの思考や行動といった自分の手持ちの選択肢では対応できない現象に遭遇し、当惑していたと言えます[*1]。これらは、離島に着任したばかりの保健師が直面しやすい課題だとも言えます。これらの現象に遭遇したあと、彼らがどのようになっていったのかを整理することで、保健師の成長を促すための示唆を得られると考えます。

保健師に起こった内面的変化について、三名分をまとめたところ、次のように整理されました。

まず、保健師は、気にかかる現象に遭遇すると、それがなぜ起こったのかを探求します。その際、保健師は、自分の内側に注意を向けて原因を探求していました。すなわち、自分がどのような感情を抱いているかを振り返り、その感情に関係した自身の欲求（一人の住民として住みやすさを求めたい、人間だから本当のことを言いたい等）や、感情や欲求に関係する自分の立場（住民、保健師、役場職員、母親、同僚等）を整理していました。次に、他者との関わりや周囲の状況を通して現象が起こった原因をさらに探求していました。気づきや学びを得られると、そこから解決の糸口や方法を吟味するようになります。その際、解決の妨げとなる自分の限界の自覚（自分には出来ることと出来ないことがある、すべて自分が請け負おうとするとつぶれてしまう等）、看護実践への動機の強化や自信の獲得、新たな価値観や信念の形成に至ることもありました。

専門職の能力向上にリフレクションが有効だと言われています。離島保健師においても気にかかる現象がなぜ起こったのか原因を探求していました。原因の背景に、保健師が離島内に居住していることが関連している可能性があり、感情だけなく、その感情に関係した自身の専門職としての欲求や生活者としての欲求の表出を促し、新任保健師の島での立場（住民、保健師、役場職員、母親、同僚等）を感情や欲求に関連づけて整理することが、内面的変化を促すと示唆されました。

また、気にかかる現象の解決の糸口や方法を吟味するようになる内面的変化は、他者との関わりや周囲の状況がきっかけになって促されていました。

他者との関わりについては、三名の結果から以下のように整理されました。

・保健所保健師からの関わりには、①離島における基本的な活動姿勢についての助言を受ける、②事業計画立案について納得がいくまで繰り返し助言や指導を受ける、③個別面談により気になる活動を一緒に振り返る、がありました。

・島外から招いた保健師や他職種からの関わりには、①他保健師が離島で活動する様子を見学させてくれる・説明してくれる、②個別面談により気になる活動を振り返る、③対象者や活動について客観的な視点からの意見をもらう、がありました。

・住民(対象者本人)からの関わりには、①保健師に本音や実情について話してくれる、②住民が自分に対して好意的な評価をしてくれる、③住民が支援について直接要望してくれる、がありました。

・同僚保健師や役場職員からの関わりには、①活動内容や大変さを共有する、②事業への協力を申し出てくれる、がありました。

周囲の状況に関しては、新任期保健師に否定的に受け止められていた状況と、肯定的に受け止められていた周囲の状況がありました。否定的に受け止められていた周囲の状況は、その周囲の状況を経験したことで新たな内面的変化が起き、あるいは、別の他者との関わりや周囲の状況の変化により、看護実践の変化につながっていました。

肯定的な周囲の状況については、島内での保健師研修会や保健師連絡会の開催、島外から専門職を招いて実施する事業の継続、ジョブローテーション、事務職上司や島内関係機関の連携に対する前向きな姿勢がありました。

否定的な周囲の状況には、現任教育体制に関しては、島外での研修に参加できない、保健師の人材育成のプログラムや計画がない、保健師の成長を評価できる人材がいない、がありました。業務体制の状況に関しては、同僚保健師間での話し合いができない、保健師の欠員による負担増加と未実施事業の増加がありました。連携体制の状況については、役場職員や関係者との役割分担の未調整がありました。そのほか保健師活動に関連する状況には、保健師がすぐ辞めると住民に思われている、役場職員と住民間の親戚関係を含めたつながりが分からない、保健師として介入しにくい住民がいる、住民も本心を語れない、保健師の生活や言動が住民に見られている、住民から保健師として信頼されていない、参加してほしい住民が事業に参加していない、島外への移動手段が天候に左右されやすい、がありました。

肯定的な周囲の状況である、島内での保健師研修会や保健師連絡会の開催、島外から専門職を招いて実施する事業の継続、ジョブローテーション、役場職員や島内関係機関スタッフとの連携体制づくりは、離島町村あるいは管轄保健所により既に実施されていたことから、新任期の現任教育として町村や保健所の裁量で取り組みやすいことであると示唆されました。

以上の通り、現任教育体制構築についていくつかの示唆を得ることができました。

つぎに、離島における新任期保健師現任教育で、どのようなテーマを取り上げていくとよいか考えたいと思います。離島の新任期保健師三名の語りから看護実践を以下の通りまとめました。
(1)対象理解に関する看護実践、(2)計画立案に関する看護実践、(3)個別支援、集団への支援の実施に関する看護実践、(4)評価に関する看護実践、(5)同僚保健師間の連携体制づくりに関する看護実践、(6)事業に携わる関係者との連携体制づくりに関する看護実践、(7)自分の立場を守る看護実践、(8)保健師としての成長を促す看護実践。

これらのうち、小規模離島の新任期保健師に特に現任教育として取り上げるとよいと考えたものは、(3)個別支援、集団への支援の実施に関する看護実践、(4)評価に関する看護実践です。

この二つは第一章から第三章の保健師の語りにおいて、ミキさんの【住民間の力関係や軋轢が見えない中で働きかけて、もし失敗したら何を言われるか分からないという恐れ】、タツヤさんの【入職後すぐに保健師が自分一人になってしまい、一人で全ての保健事業を実施するのが精一杯で事業の目的・目標・評価まで考えられなかった悔しさ】などが発端となっています。気にかかる現象から看護実践能力の向上に至るまでの経過が長くかかっていたものです。支援対象となる住民と島外から来る非常勤保健師等との関わりが、成長のきっかけとなっています。

(3)個別支援、集団への支援の実施に関する看護実践には、以下の看護実践が含まれています。

・冷静に状況を捉え、介入するタイミングとポイントを見極める。
・緊急度に合わせて支援の必要性を判断する。
・住民との距離感を支援に適した距離感になるよう適宜調整しながら保つ。
・個別支援において緊急度・重要度に応じた支援を行う。
・より効果的な保健事業になるよう工夫して実施する。
・島外から招く専門職を活用して住民が本音を言える場を作る。

また、⑷評価に関する看護実践には、以下の看護実践が含まれています。

・評価にあたり対象者の反応を観察する。
・自分の関わりの妥当性を確認するため、他の専門職による同一対象者への支援後の反応を観察し、比較する。
・島内に居住する自分には見えにくい対象者の細かい変化を、定期的に島外から来る専門職による観察を活かし捉える。
・事業実施方法の妥当性を対象者の反応から評価する。
・島内に居住する自分に住民が相談するようになる等の変化から、自分が保健師として信頼されるようになったかを評価する。

ミキさんの語りにあったように、個別支援において対象者から期待した反応が得られないのは、保健師にとって恐れを伴う現象となっていました。そのような状況で島内居住する医師の存在や、対象者や家族からの本音の表出、定期的に来島する非常勤保健師から客観的な視点を得ることが、自身の看護実践の評価に役立ち、見守りを継続しながら介入の時期やポイントを見極めるなど、対象者との距離感をつかめることにつながっていました。

また、ミキさんは、島内に居住する保健師として島に慣れる良さを感じつつ、慣れすぎて対象者の状態を仕方ないと諦めて支援しなくなることを「なあなあ」になるといい、自分を強く戒めることで防ごうとしていました。島内に居住する保健師にとっては、「島に慣れる」という経験は対象理解や保健師自身の精神的安定にもつながりますが、同時に、対象の変化について気づきにくくする経験ともなっているといえます。島内に居住することで、対象の変化にむしろ気づきにくくなることについては、先行研究[*2]においても、離島内居住する保健師が「対象住民を熟知しているという過信から支援の必要性を見逃さないように注意する」という実践知が明らかにされています。

また、閉鎖的になりやすいコミュニティで実践における学習を促すには、コミュニティの外部からのフィードバック[*3]が重要といわれています。本書においても、三名の保健師ともに保健所保健師や島外から来る保健師といったコミュニティの外部者による関わりが多く見られました。来島する保健師は、定期的に島に招くよう予算化されていました。新任期保健師は、気にかかる現象に関連する看護実践について、外部者からの客観的な視点の提示や対象者の微細な変化の観察、納得できるまで事業計画を見直すことなど、看護実践の適切な評価に関する関わりがあったことで、やがては住民との距離感をつかめるようになり、公平性を保つという信念の形成や、自分の看護に自信を持つようになっていきました。

これらから、離島における新任期保健師への現任教育では、町村役場内で完結させることを目指さず、組織外や島外の保健師を加え、新任期保健師の気にかかる現象を取り上げ、それに関連する看護実践について新任期保健師が客観的に評価できるような支援をすることが示唆されました。

保健師数が少ない自治体では、同僚保健師間の情報共有が日頃から容易であるが故に、改めて話し合う場や時間を設けていない状況でした。マリさんが活動上の問題を感じたとき、保健師間の関係性のもつれもあり同僚保健師間では解決できない状況になっていました。

保健師の能力獲得の一つに、研修会への参加があります。[*3] しかし離島においては、島外での研修参加は希望通りにいかない状況でした。マリさんの語りからは、島内で研修会や連絡会が開催されると同僚保健師が全員参加でき共通認識が図れることが分かり、保健所保健師や島外から招いた講師などファシリテーター役がいることで同僚保健師との話し合いができ、保健師の成長につながっていました。このことから、現任教育の一つの方法として、島内で研修会や連絡会を開催するなど町村保健師全員が参加できる環境をつくり、保健師間で共通認識を持てるよう促すことが示唆されました。

タツヤさんは、職員数や関係機関が少ない状況であることで、より効率的に活動するために役場職員間の協働体制の必要を感じていました。上司が事務職であっても、保健師と共に事務職も一緒に取り組むという姿勢があったことで、協働体制づくりに取り組むことができました。上司は数年で異動するため、どの上司であってもこのような姿勢を持てるようにする必要があることが示唆されました。現任教育では、保健師を対象とするだけでなく、事務職上司や役割分担する役場職員に対しても働きかけ、より良い協働体制を組織内で見出せるようにする支援が有効であると示唆されました。新任期保健師からの働きかけだけでなく、管轄保健所の保健師からの関わりも必要であると考えられます。

ミキさんの【住民間の力関係や軋轢が見えない中で働きかけて、もし失敗したら何を言われるか分からないという恐れ】、タツヤさんの【支援に失敗したときに保健師個人を名指して非難される恐れがあり、失敗できない】からは、狭い世界で、たった一度の失敗も許されない、一度の失敗がその後の保健師活動や個人としての暮らしにどう悪影響を及ぼすか分からない、という危機感を、新任期保健師は強く感じていることが分かりました。

失敗による学習が難しい場合、実践における学習の限界があることが指摘されています。[*3] 離島の保健師は一度でも失敗できない恐れを感じており、学習の機会を逃しやすい状況にいると言えます。失敗してよい環境づくりについては、例えば上司などが新任保健師の着任時に、失敗が許されること、失敗の前に相談に乗れることなどを伝えることで恐怖が軽減されて、失敗から学ぶという価値観も作れるのではないかと考えます。

最後に、未来の離島保健師さんに改めてお伝えしたいことは、離島は素敵だってことです。真っ青な海、広くどこまでも続く空、珍しい動植物、潮風。満点の星空。ずっと昔からそこにあり、いつしか人々が移り住むようになって、より良い暮らしを求めて皆で切磋琢磨する。その島と時代に合わせて暮らし方や考え方も少しずつ変わり、変わらないものもあり、それが長い歴史を通して今の生活や価値観に脈々と受け継がれています。

好きなところに暮らしていい時代に、この島だから暮らしたい。この人たちと暮らしたい。遠くで発生した台風がうねりとなって島の周辺の海まで届き始めて、来週の船は出るかと波や天気図をみて、誰かに会えばどう思うか聞いてみたり。島に暮らし始めると自分のこととして把握していなきゃいけない生活空間や時間がぐんと広がり、なおかつその生活空間や時間を島民皆で共有している感覚が生まれます。

そんな島に暮らす人々を健康面からサポートできるのが保健師です。最初はひよっこかもしれませんが、必ず島民のお役に立てる仕事です。あなたならできるし、あなた以外にできる人が島にはいないかもしれない。新任期保健師の語りは、一見苦悩に満ちているかもしれませんが、三名の保健師がそれぞれに自分が納得できる素敵な保健師になることと、自分が自分らしく島で暮らすことを両立したいが故の活動の証なのです。

さあ、皆さんもいかがですか。

研究にご理解とご協力をいただきました研究参加者の皆様に心から感謝いたします。なお、本研究は文部科学省科学研究費助成事業(学術研究助成基金助成金)(若手研究B)の助成を受け実施しました。そして、私の論文を本にしようとご提案、実現していただいた青土社編集部の足立朋也さんに心より感謝いたします。いつも支えてくれる家族にはこころからありがとう。

二〇一七年一一月

青木さぎ里

＊1 稲垣諭(二〇一五)『大丈夫、死ぬには及ばない――今、大学生に何が起きているのか』「終章 『経験の事故』のなかで、『自己』は新生する」学芸みらい社

＊2 青木さぎ里、春山早苗(二〇一五)「離島内居住保健師の実践知とその獲得方法の検討――保健師自身の生活と地域看護活動とを結びつける認識に着眼して」『日本ルーラルナーシング学会誌』第一〇巻、五一―六六頁

＊3 松尾睦、岡本玲子(二〇一三)「保健師の経験学習プロセス」『国民経済雑誌』第二〇八巻第四号、一―一三頁

離島《りとう》の保健師《ほけんし》　狭《せま》さとつながりをケアにする

2017年11月20日　第1刷印刷
2017年11月30日　第1刷発行

著　者　青木《あおき》さぎ里《り》

発行者　清水一人
発行所　青土社
〒101-0051　東京都千代田区神田神保町1-29　市瀬ビル
電話　03-3291-9831（編集部）　03-3294-7829（営業部）
振替　00190-7-192955

印　刷
製　本　ディグ

装　幀　竹中尚史

ISBN978-4-7917-7024-3